Depression – Ratgeber & Manual

Alles, was Sie für das Verständnis und den Umgang mit Krankheit und Kranken wissen sollten

Serge K. D. Sulz

CIP-Medien

Der Autor

Prof. Dr. med. Dr. phil. Serge K. D. Sulz
Honorarprofessor an der Katholischen Universität Eichstätt-Ingolstadt.
Diplom-Psychologe, Facharzt für Psychiatrie und Psychotherapie, Facharzt für Psychotherapeutische Medizin, Psychotherapie-Psychoanalyse, approbierter Psychologischer Psychotherapeut und Kinder- und Jugendlichenpsychotherapeut.
Ab 1986 Aufbau und Geschäftsführung des staatlich anerkannten Ausbildungsinstituts Bayerische Akademie für Psychotherapie BAP. Seit 1990 Leitung des Centrums für Integrative Psychotherapie CIP, staatlich anerkanntes Ausbildungsinstitut für Kinder- und Jugendlichenpsychotherapie, psychoanalytische Psychotherapie.
Autor zahlreicher Bücher und wissenschaftlicher Veröffentlichungen in Fachzeitschriften. Herausgeber der wissenschaftlichen Fachzeitschriften Psychotherapie und European Psychotherapie.
Unter anderem Autor von: Als Sisyphus seinen Stein losließ. Oder: Verlieben ist verrückt. CIP-Medien-Verlag

4. Aufl. 2017 ISBN 978-3-86294-044-8
Books on Demand GmbH, Norderstedt
3. korr. Aufl. E-Book 2013 (e-pub: ISBN 3-86294-014-1 | pdf: ISBN 3-86294-013-4)
2. erweiterte Aufl. 2003
1. Aufl. 1993

www.cip-medien.com

Inhaltsverzeichnis

Vorwort zur vierten Auflage 2017

Leider verändert sich über die Jahre das Verständnis der Depression so wenig, dass Worte lange Jahre ihre Gültigkeit behalten. Im Gegenteil: Die Forschungen und klinischen Erfahrungen der letzten Jahre haben das hier vorgestellte Verständnis des Wesens und der Ursache der Depression bestätigt. Wir sind auf dem neuesten Stand der Wissenschaft und wir vermitteln ein tiefes Verständnis des Menschen, der depressiv wird. Daraus ergeben sich zugleich die Lösungsmöglichkeiten. Wer kann wie helfen? Wie gelingt Selbsthilfe? Wie kann man gesund bleiben? Den besten Schutz geben stabile wertschätzende zwischenmenschliche Beziehungen, in deren Rahmen die Persönlichkeit erstarken und selbständig und selbstbestimmt werden kann. Dies führt zur Erfahrung dessen, was man kann, welche Fähigkeiten man hat, so dass Selbstbewusstsein und Selbstvertrauen entstehen kann. Dadurch kann man öfter nein zu anderen sagen, ist weniger von ihnen abhängig und es entstehen gleichberechtigte Beziehungen und Partnerschaften. Wichtig ist, dass in diesen Beziehungen ein offener Austausch von Gefühlen möglich, ja sogar erwünscht ist – dass Ärger nie versteckt werden muss. Denn unterdrückter Ärger steht zwischen den Menschen – als Barriere, die einen liebevollen Umgang miteinander verhindert. Lieben und Geliebtwerden sind aber die Garanten für Wohlbefinden – die Wunden der Seele heilend.

Ich wünsche Ihnen eine spannende und Wohlbefinden steigernde Lektüre – sowohl des ersten Teils (Ratgeber) als auch des zweiten Teils (Selbsthilfe-Manual).

Ihr Serge Sulz

Vorwort zum E-Book 2013

Einer der ersten und meist verbreiteten Ratgeber für Menschen mit Depression und für ihre Angehörigen erscheint nun als E-Book.

Ratgeber ersetzen keine Therapie, sie helfen den stimmigsten therapeutischen Weg zu gehen und unterstützen während einer Therapie. Und sie helfen Angehörigen, zu erkennen, was Depression ist und wie sie am besten den Weg frei machen aus der Depression.

Vorwort zur ersten Auflage

Dieses Büchlein ist ein Ratgeber für Menschen, die an einer Depression erkrankt sind, für deren Angehörige und weitere Bezugspersonen. Es soll aber auch berufsmäßigen Helfern wie Krankenpflegern und Krankenschwestern, Beschäftigungstherapeuten und Sozialarbeitern ein Verständnis der Depression nahebringen, das ihnen einen möglichst guten und hilfreichen Zugang zum depressiven Patienten verschafft.
Das Verständnis dieser in unserer Bevölkerung so häufigen Krankheit hilft allen Beteiligten, die richtigen Maßnahmen zu ihrer baldigen Linderung zu treffen.
Ärzte und Psychotherapeuten finden hier eine aktuelle Darstellung der Theorie und Praxis der Depressionsbehandlung.

Vorwort zur zweiten Auflage

Viele Rückmeldungen haben gezeigt, dass dieser Ratgeber reichliche Hilfe geben konnte, sei es das eigene Schicksal der Depression anzunehmen, sei es sich auf deren Aufhören zu verlassen oder einfach sich gesehen und verstanden zu fühlen.
In der zweiten Auflage gibt es nun eine weitere Hilfestellung: Ein Selbsthilfemanual zum bestmöglichen Umgang mit der Depression. Wer nur eine leichte Depression hat, kann dies selbständig anpacken. Wer jedoch so niedergeschlagen ist, dass die Energie und der Wille nicht ausreicht, sollte sich dabei helfen lassen. **WIE** ist im Buch beschrieben.
Das Schöne daran ist, dass die Erfahrung, etwas zu meistern, Schritt für Schritt den Weg aus der Depression gehen zu können, die Stimmung und das Selbstbewusstsein prompt verbessert.
Auch für Ärzte, Psychologen und andere Helfer ist dieser zweite Teil ein Ideenpool, der gute Möglichkeiten vermittelt, wirksam aus der Depression zu führen.

Teil 1

Den Weg in die Depression verstehen und mich akzeptieren

Habe ich eine Depression bzw. Depressionen?

Das Wort „Depression“ bedeutet Niederdrücken.
Eine niedergedrückte oder niedergeschlagene Stimmung ist auch das Hauptsymptom der Depression. Wir müssen zunächst Gefühle und Stimmungen unterscheiden.

Gefühle

Nehmen wir an, der Ehemann von Frau H. muss einige Tage lang geschäftlich verreisen. Sie bringt ihn zum Flughafen. Kurz bevor er in den Flughafenbus einsteigt, verabschieden sie sich. Während dieser Verabschiedung verspürt sie ein starkes Gefühl von Traurigkeit und weint etwas.

Sie hat in einer Situation:	Flughafen,
auf ein Verhalten oder ein Ereignis:	Abschied nehmen, verreisen,
eines Menschen:	der geliebte Mann,
mit einem Gefühl reagiert:	Trauer.

Wir erkennen, dass ihr Gefühl in direkter Beziehung steht zu einem Ereignis und dass sie die Beziehung zwischen Trauer und Abschied bewusst wahrnimmt. Gefühle treten nicht nur auf einen meist bewussten Anlass hin auf. Sie stehen auch im bewussten Bezug zu einem Menschen und dessen Verhalten. Gefühle dauern meist nur kurze Zeit: Sekunden bis Minuten, stundenlange Gefühle sind eher selten. Gefühle beginnen rasch und ändern sich schnell. So könnte Frau H., nachdem ihr Mann abgeflogen ist, Ärger empfinden, dass er sie allein zurücklässt oder Sorge, dass ihm etwas passiert. Diese Gefühle können wieder nach kurzer Zeit in Zuversicht übergehen. Und sie kann auf der Rückfahrt im Auto über eine humorvolle Pointe des Radiosprechers fröhlich lachen.

Stimmungen

In fast allen genannten Punkten unterscheiden sich Stimmungen von Gefühlen.
Nehmen wir an, Herr K. wacht morgens auf und fühlt sich griesgrämig, unfroh, niedergeschlagen, bedrückt. Diese Stimmung bleibt unverändert 2 Tage lang. Am 3. Tag bemerkt er am Nachmittag, dass seine Stimmung, ohne dass er es gleich gemerkt hatte, viel besser geworden ist und am 5. Tag fühlt er sich schon beim Aufwachen wieder unbeschwert. Während seiner Verstimmung hatte er die ganze Welt durch eine graue Brille betrachtet, waren alle seine Wahrnehmungen und Reaktionen grau eingefärbt. Beim Nachdenken darüber findet er auch zunächst keinen Anlass für seine depressive Verstimmung.

Im Vergleich mit Gefühlen haben Stimmungen keinen Bezug zu einem bestimmten Menschen und dessen Verhalten. Wir fühlen uns nicht nur einem bestimmten Menschen gegenüber ärgerlich bzw. ärgern uns nicht nur über ein bestimmtes Verhalten, sondern begegnen allen Menschen gegenüber gleich schlecht gelaunt. Stimmungen sind also keine direkte Antwort bzw. Reaktion auf ein Verhalten anderer Menschen, sondern ein gefühlsmäßiger Zustand, aus dem heraus wir allen Menschen, egal wie sie sich verhalten, begegnen. Stimmungen beginnen meist langsam. Stimmungen dauern Stunden bis Tage, im Krankheitsfall auch Wochen und Monate. Stimmungen ändern sich nur allmählich.

Sie kennen aus eigener Erfahrung sicher ganz verschiedene Stimmungen: gereizte Stimmung, frohe Stimmung, unternehmungslustige Stimmung, ausgelassene Stimmung usw. Noch eines ist wichtig: Stimmungen sind normale Gefühlszustände des Menschen und Stimmungen verschwinden in der Regel von selbst wieder.

Depressive Verstimmung

Ob Sie eine depressive Stimmung haben, spüren Sie also an einer anhaltenden Niedergeschlagenheit, Traurigkeit, Bedrücktheit, die in Ihnen bleibt, und aus der heraus Sie alle Ereignisse wie durch einen grauen unfrohen Schleier betrachten. Egal, wer Ihnen an so einem Tag begegnet und was geschieht, Sie bleiben unfroh. Nichts und Niemand scheint Sie aus Ihrer Niedergeschlagenheit herausholen zu können.

Depression ist mehr als depressive Verstimmung oder: Wenn Depression zur Krankheit wird

Menschen, die unter einer Depression leiden, berichten meist über eine Fülle anderer Beschwerden. Diese können so unangenehm sein, dass das Stimmungstief vergleichsweise nicht so deutlich spürbar ist. Je schwerer die Depression wird, um so mehr werden außer den Gefühlen auch die anderen psychischen Vorgänge wie Denken, Wahrnehmung, Aufmerksamkeit, Konzentration, Verhalten und bald auch die körperlichen Funktionen wie Schlaf, Appetit, Sexualität, Stuhlgang, Blutkreislauf, Atmung, Muskelkraft „niedergedrückt". Darüberhinaus können körperliche Beschwerden verschiedenster Art auftreten wie Kopfschmerzen, Schmerzen oder Mißempfindungen im Bereich des Magen-Darm-Systems, des Urogenitalsystems (Niere, Blase, Sexualorgane), der Haut und des Stützapparats (Muskeln, Knochen und der Gelenke). Schließlich wird der ganze Mensch von der Depression erfasst. Sie hat Psyche und Körper vollständig durchdrungen.

Zu der traurigen oder bedrückten Verstimmung kommt also eine **Hemmung der psychischen und der körperlichen Funktionen:**

„Ich fühle mich ständig niedergeschlagen
und ich kann nicht mehr ..."

Beispiele sind:

Psychisch

Ich kann nicht mehr froh sein.

Ich kann keine Liebe mehr spüren zu den mir wichtigen Menschen.

Ich kann keine Interesse mehr finden für Dinge, die mir bisher wichtig waren, dabei habe ich doch früher so gerne ...

Ich kann nicht mehr richtig denken, das Denken ist so mühsam, ich habe keine Gedanken im Kopf.

Ich kann mich nicht mehr konzentrieren, z. B. beim Lesen.

Ich kann nicht mehr aufmerksam sein, z. B. beim Fernsehen aufmerksam hinhören und hinsehen.

Ich kann mir nichts mehr merken, z. B. den Inhalt eines Gesprächs.

Ich kann mich nicht mehr erinnern, z. B. nicht einmal mehr, was ich vorgestern alles gemacht habe.

Ich kann nicht mehr an Gott glauben, nicht mehr beten, was mir vor Beginn der Depression auch sehr viel gab.

Körperlich

Ich kann keinen Antrieb mehr finden, mich zu nichts mehr aufraffen.

Ich kann keine Kraft und Energie mehr aufbringen, fühle mich kraftlos.

Ich kann nicht mehr einschlafen bzw. durchschlafen.

Ich kann nicht mehr mit Appetit essen, ausreichend essen, habe schon abgenommen.

Ich kann nichts mehr richtig schmecken, alles schmeckt gleich.

Ich kann nicht mehr regelmäßig Stuhlgang haben, leide unter Verstopfung.

Ich kann nicht mehr wie bisher sexuell genießen.

Ich kann nicht mehr richtig durchatmen, z. B. hindert mich ein eiserner Ring um den Brustkorb daran.

Ich kann nicht mehr aufrecht stehen, spüre Zentnergewichte auf mir lasten.
Ich kann nicht mehr arbeiten, die kleinsten Arbeiten kosten mich unendlich viel Mühe.
Ich kann nichts mehr leisten, ich bin auch nach kleinen Arbeiten erschöpft.

Außer der Verstimmung und der Hemmung psychischer und körperlicher Funktionen treten eine Reihe **weiterer Beschwerden** auf, teils durch die genannten Hemmungen bedingt, teils durch die depressive Verstimmung:
Ich muss ständig grübeln.
Ich muss ständig jammern und klagen.
Ich leide unter innerer Unruhe.
Ich leide unter Schweißausbrüchen.

Nachdem wir betrachtet haben, **was** bei der Depression verändert ist, wollen wir darauf eingehen, **wie** depressive Menschen wahrnehmen, fühlen, denken und handeln. Die depressive Verstimmung fördert eine bestimmte Art zu fühlen, zu denken und zu handeln:

Typisch depressive Gefühle sind:
„Ich fühle mich so hoffnungslos."
„Ich fühle mich mutlos."
„Ich habe Angst vor der Zukunft."
„Ich fühle mich so unfähig und unnütz."
„Ich fühle mich schuldig."
„Ich bin so unentschlossen, kann mich schwer entscheiden."
„Ich kann nicht mehr weinen."
„Ich habe keine Gefühle mehr."
„Ich bin nichts wert."
„Ich habe versagt."
„Ich habe alles falsch gemacht."
„Ich falle den anderen zur Last."
„Ich leiste zu wenig, müsste viel mehr tun."
„Ich schaffe das ja nie."

Typisch depressive Wahrnehmungen sind:
- nur die kritischen Bemerkungen der anderen hören
- nur die ungeduldigen Gesten der anderen sehen
- nur die abweisenden Menschen wahrnehmen
- nur die unerledigte Arbeit sehen
- nur auf das Unperfekte an einem eigenen Arbeitsprodukt schauen

Typisch depressive Erinnerungen sind:
- nur die Misserfolge erinnern
- nur die ablehnenden Worte eines Gesprächs erinnern
- nur die problematischen Seiten der Ehe erinnern
- nur die depressiven Stunden des Tages erinnern

Typisch depressive Handlungen sind:
Dem Patienten selbst auffallend:
Ich bin so passiv geworden, sitze oft nur rum und kann nichts tun.
Ich ziehe mich zurück, gehe den Menschen aus dem Weg.

Dem anderen Menschen auffallend:
(„**Im Gegensatz zu früher** fällt mir bei ihm (bei ihr) auf:)
Er/Sie nimmt nie von sich aus Kontakt auf. Wenn ich nicht anrufen würde ...!
Er/Sie sagt oft ab, wenn ich Treffen oder Unternehmungen vorschlage.
Er/Sie zieht sich oft bzw. bald zurück.
Er/Sie ist im Gespräch sehr einsilbig, bringt keine eigenen Ideen und Themen ein.
Er/Sie braucht sehr lange, bis er/sie mir antwortet.
Er/Sie schaut mich kaum an, nimmt wenig Blickkontakt auf.
Er/Sie geht nicht positiv auf mich ein, ich spüre keine Resonanz.
Er/Sie nimmt mich und meine Belange gar nicht wahr.
Es ist sehr anstrengend, sich mit ihm/ihr zu unterhalten.

Fassen wir zusammen:

Sie haben eine Depression, wenn (seit Beginn Ihres psychischen Leidens) ...

a) Sie tage- oder wochenlang kontinuierlich niedergeschlagene, bedrückte oder traurige Stimmung haben,
b) Sie seit Beginn dieser Verstimmung bzw. schon einige Wochen oder Monate vorher unter Hemmungen wie Schlaf oder Appetitstörungen, leichte Erschöpfbarkeit, gehemmtem Antrieb und Interessenverlust, Passivität und Rückzug von anderen Menschen leiden,
c) Sie depressive Gefühle wie Hilf- und Hoffnungslosigkeit, Gefühl des eigenen Versagens, der Unfähigkeit, der Insuffizienz oder Zukunftsangst haben,
d) Sie depressive Gedanken der Wertlosigkeit, mit Selbstvorwürfen oder ständiges selbstquälerisches Grübeln haben oder unter Entschluss-Unfähigkeit leiden,
e) Sie depressives Verhalten zeigen wie Rückzug von anderen Menschen, häufiges Absagen von Einladungen und Zurückweisen von Kontaktversuchen anderer.

Auch wenn Sie nicht in allen Bereichen a) bis e) depressive Symptome aufweisen, können Sie eine Depression haben.

Auch das kann auf eine Depression hinweisen:

Manche Menschen überwinden ihre depressiven Hemmungen und sind z. B. weiterhin aktiv in ihrem Verhalten. Andere Menschen merken nichts von ihrer „inneren" Depression. Wieder andere leiden nicht unter Appetitlosigkeit, sondern bekommen bei Depressivität mehr Appetit, so dass sie „Kummerspeck" bilden. Manche Menschen leiden nicht unter vermindertem Schlaf, sondern Müdigkeit und werden zu Langschläfern.

Einige depressive Menschen verstummen fast oder völlig. Ihre Sprachlosigkeit wird Mutismus genannt. Wieder andere müssen fast unaufhörlich klagen, manchmal so sehr, dass es wie ein Jammern ist. Sie wirken dabei sehr unruhig. Einige wenige depressive Menschen fühlen sich, als ob sie sich sehr fremd und unwirklich oder fern wären, fühlen ihre eigene Person oder auch die Welt als nicht mehr wirklich.

Bei sehr schweren Depressionen können die depressiven Gedanken zum Wahn werden: z. B. zur unkorrigierbaren Überzeugung, sich versündigt zu haben, sich schuldig gemacht zu haben, zu verarmen oder unheilbar krank zu sein.

Lebensmüdigkeit und Selbstmordgedanken

Ein anderes Zeichen tiefer Depressivität sind Lebensmüdigkeit und Selbstmordabsichten. Wenn das Gefühl der Hoffnungslosigkeit zum Gefühl der Sinnlosigkeit wird, wenn kein Ausweg aus dem quälenden Zustand auffindbar scheint, wenn nur eine Beendigung des eigenen Lebens eine Befreiung verspricht, oder nur durch den „ewigen Schlaf" zu erreichen scheint, dann ist der natürliche Lebenswille des Menschen gebrochen, und so wenig, wie man sich selbst wert ist, ist auch das eigene Leben wertlos geworden. Damit kann auch die natürliche Angst vor Sterben und Tod verloren gehen. Bei vielen Menschen wird jedoch die Selbstmordabsicht durch Todesangst in Schach gehalten.

Jeder depressive Mensch sollte sich selbst gegenüber offen seine eventuelle Lebensmüdigkeit und deren Ausmaß einschätzen:

Denken Sie manchmal, dass das Leben keinen Sinn mehr hat?	Ja/Nein
Denken Sie manchmal, dass es besser wäre, nicht mehr zu leben?	Ja/Nein
Wünschen Sie sich manchmal tot zu sein?	Ja/Nein
Denken Sie manchmal daran, sich das Leben zu nehmen?	Ja/Nein

Hatten oder haben Sie vor, sich das Leben zu nehmen? Ja/Nein
Haben oder hatten Sie schon überlegt, wie Sie das tun würden? Ja/Nein
Haben oder hatten Sie konkrete Vorbereitungen getroffen, um sich das Leben zu nehmen? Ja/Nein
Haben Sie früher schon mal versucht, sich das Leben zu nehmen? Ja/Nein
Haben Sie jetzt (seit Beginn Ihrer jetzigen Erkrankung) schon versucht, sich das Leben zu nehmen? Ja/Nein

Je mehr Aussagen zur Lebensmüdigkeit Sie durch Ankreuzen bestätigt haben, um so stärker sind Sie lebensmüde und sollten Kontakt mit einem Arzt oder Psychotherapeuten aufnehmen.

Eine unterschwellige, nicht zum Bewusstsein gelangende Lebensmüdigkeit können Sie indirekt bei sich beobachten, wenn Ihnen auffällt, dass bisherige Gewohnheiten zum Selbstschutz wie zufällig nicht mehr von Ihnen ausgeübt werden:

Sie haben sich bisher im Auto immer angeschnallt und tun es jetzt kaum noch.
Sie sind beim Überqueren der Straße plötzlich sehr unachtsam.
Sie unterlassen beim Auto fahren absichernde Blicke in den Rückspiegel oder fahren plötzlich auffallend unfallträchtig.

Wie beginnt eine Depression? Frühe Anzeichen einer Depression

Den Beginn einer Depression schildern Patienten sehr unterschiedlich. Teils lange Zeit, bevor die eigentliche Depression ausbricht, kann folgendes auftreten:

Einige berichten, dass sie zunächst monatelang nur Schlafstörungen hatten, sonst keinerlei Beschwerden.
Wieder andere berichten über nicht endende Erkältungen.

Manche geben an, sich teils jahrelang in immer mehr Arbeit geflüchtet zu haben.
Oder manche Patienten sagen, dass sie einfach stiller, zurückgezogener wurden, die Leute nicht mehr so vertragen haben.
„Ich muss in letzter Zeit bei den kleinsten Gelegenheiten losheulen" erzählt eine Patientin 4 Wochen vor Ausbruch ihrer Depression.
Anderen fällt auf, dass sie nicht mitlachen können, wenn alle anderen sich freuen.
„Ich bin so ängstlich geworden, überbesorgt" oder
„Ich kann mich nicht mehr wehren" sagen Patienten im Vorfeld einer beginnenden Depression.

Es ist wichtig, diese frühen Warnsignale einer entstehenden Depression zu kennen. Man kann sich, wenn sie nicht nach wenigen Wochen wieder von selbst verschwinden, fragen, ob es etwas im derzeitigen Leben gibt, was depressiv macht. Eine Belastung, eine Enttäuschung oder ein Mangel. Natürlich führen diese Anzeichen nicht bei allen Menschen zur Depression.
Manche Depressionen beginnen aber auch schlagartig:
„Ich wachte morgens auf und war von einem Tag auf den anderen schwer depressiv – bis zum heutigen Tag".

Wodurch wird eine Depression ausgelöst?

Es gibt fünf Hauptauslöser von Depressionen:

a) Verlust einer zentralen Selbstwertquelle (eines Menschen oder Lebensinhaltes),
b) Verlust von Zukunft und Perspektive,
c) Verlust der Vorteile von Abhängigkeit,
d) Anhaltender Mangel an Befriedigung zentraler Bedürfnisse,
e) Chronische Belastungen.

A) Verlust eines Menschen oder Lebensinhalts

Alle Situationen, in denen ein erheblicher Verlust erlitten wurde, können Depressionen auslösen:
Tod eines geliebten Menschen,
Trennung einer Ehe oder Partnerschaft,
Auszug aus dem Elternhaus,
Auszug oder Heirat der erwachsen gewordenen Kinder,
Versetzung eines väterlich-wohlwollenden Vorgesetzten – der Neue ist kühl und ungerecht,
berufliche Beförderung mit Wechsel zu einer Arbeit, die eine Vereinsamung bedeutet (keine gleichgestellten Kollegen mehr),
Arbeitslosigkeit (Verlust beruflicher Sicherheit),
Wechsel ins Altenheim (Verlust des Zuhauses, der Eigenständigkeit, der Lebensperspektive),
Pensionierung (Verlust des Nützlichseins oder Gebrauchtwerdens) oder
Umzug in eine fremde Stadt (Verlust vertrauter Umgebung und Menschen)

Dies sind ganz typische Verlustereignisse, die manche Menschen psychisch nicht verkraften können und auf die sie deshalb mit einer Depression reagieren. Ihnen ist gemeinsam, dass sie im „Besitz" eines für sie wertvollen Gutes oder Menschen waren, eines Gutes, das ihnen für ihr seelisches Gleichgewicht notwendige Befriedigung oder Erfüllung gab:

Verlust eines Gutes oder eines Menschen

B) Verlust der Zukunft

Es mag seltsam klingen, aber nicht nur ein in der Vergangenheit liegender Verlust kann depressiv machen, sondern auch ein Verlust an Zukunft:
Ein beruflicher Aufstieg in die ersehnte Stellung wurde unmöglich.
Ein Kinderwunsch ging nicht in Erfüllung.

Der Wunschmann/die Wunschfrau hat jemand anderen geheiratet.
Die Chance, dass die Ehe noch erträglich, geschweige denn befriedigend werden könnte, ist endgültig vorbei.

Allgemein lässt sich sagen, dass die
Hoffnung auf eine ersehnte Zukunft
verloren ging.

Etwas, das ich noch nicht hatte, dessen Erhalten ich aber sehr erwünschte, eventuell weil ich mein ganzes Lebensglück damit verknüpfte: ein Wunsch wurde nicht Realität, eine Phantasie wurde zur unverwirklichbaren Illusion.

C) Verlust der Abhängigkeit

Es gibt aber auch Ereignisse, die einen persönlichen Erfolg oder Fortschritt darstellen und trotzdem eine Depression auslösen können:

Vom tüchtigen Mitarbeiter zum Chef aufsteigen. Man hat niemanden mehr als Vorgesetzten über sich, der Lob und Bestätigung ausspricht.

Heirat (endgültige Trennung vom Elternhaus und Verlust der Geborgenheit des Elternhauses).

Geburt eines Kindes (Verlust der Ungebundenheit, des Selbst noch Kind sein dürfens).

Abschluss einer Ausbildung wie Lehre, Abitur, Studium (Verlust eines anzustrebenden Zieles, einer zu erledigenden Aufgabe).

Auch für diese Auslöser lässt sich wieder ein zusammenfassender Aspekt finden: **Verlust der Vorteile der Abhängigkeit**

Erwachsen werden, Vater oder Mutter werden, Vorgesetzter werden bedeutet immer einen Zuwachs an Verantwortung und damit ein Verlust von Abhängigkeit und deren angenehmen Seiten.

D) Chronische Belastungen

Außer den akuten Verlusterlebnissen gibt es chronische Belastungen, die schließlich zur Depression führen. Meist sind es anhaltende Konflikte in zwischenmenschlichen Beziehungen, sowohl im familiären als auch beruflichen Bereich. Die Zahl der möglichen Belastungen ist unermesslich, jeder einzelne Lebenslauf schafft seine ureigenen Konflikte. Es seien nur einige Beispiele genannt:

- Der seit Jahren anhaltende zermürbende Ehekrieg von Mann und Frau.
- Der Dauerkonflikt zwischen Vater und Sohn oder zwischen Mutter und Tochter.
- Die Konkurrenz- und Intrigen-Kämpfe am Arbeitsplatz.

Depression tritt dann ein, wenn ein Weiterkämpfen aussichtslos erscheint. Wenn ein durchgängiges Gefühl von **Hilflosigkeit** keine Chance mehr zu einer auch nur annähernd befriedigenden Lösung des Dauerzwistes erkennen lässt. Um welchen Verlust geht es hier? Man könnte auch hier von einem Verlust einer erwünschten Zukunft sprechen, aber es geht gleichzeitig um die Beendigung des quälenden Zustandes der Zerstrittenheit oder des Empfindens der Unnachgiebigkeit des anderen. Hilflosigkeit ist der **Verlust der Fähigkeit, mir selbst zu helfen,**
meine unverzichtbaren Anliegen z. B. in einer Partnerschaft durchzusetzen. Das Fazit heißt: Entweder ich muss mich von dem Menschen trennen, den ich brauche, oder ich muss auf die Befriedigung der mir wichtigen Bedürfnisse verzichten. Beides kann ich nicht.
Den resultierenden Zustand der Verzweiflung kann nur eine Depression dämpfen.

E) Anhaltender Mangel

Neben den vier genannten möglichen Arten von aktuellen Verlustereignissen und chronischen Belastungen gibt es noch andere Möglichkeiten der Depressionsauslösung.

Manche Patienten können beim besten Willen kein akutes Ereignis nennen, das sie depressiv gemacht haben könnte. Betrachtet man jedoch genau, wie sie leben, so merkt man rasch, dass dieses Leben krank machen muss. Es fehlt an der Erfüllung der allernotwendigsten seelischen Bedürfnisse. Diese Menschen leben in einem

seit langem anhaltenden Mangel
(einem Fehlen von ...).

Beispiele sind:
Leben in einer Ehe, in der kein Austausch von Liebe und Bestätigung erfolgt.
Leben in Einsamkeit und Isolation.
Leben mit einem Beruf, der keinerlei Anerkennung und Bestätigung gibt.
Leben mit jahrelanger Arbeitslosigkeit.
Aus diesen Beispielen ergibt sich die Frage:
Warum werden nicht alle Menschen depressiv, die so einen chronischen Mangel erleiden?

Darauf gibt es zwei Antworten:
Erstens verkraften manche Menschen solche Mangelzustände schlechter. Sie neigen mehr als andere zur Depression.

Zweitens ist ein Teil dieser Menschen halt noch nicht depressiv. Es ist abzusehen, wann sie depressiv werden. Ein anderer Teil findet aber Bewältigungsmöglichkeiten, die ihnen helfen, diesen Mangel psychisch gesund zu überleben. Sie gleichen den Mangel in einem Lebensbereich (Beruf, Ehe) durch erfüllende Aktivitäten in einem anderen Lebensbereich (Freizeit, Freunde) aus.

Ursachen der Depression

Wenn Sie an einer mittelschweren bis schweren Depression leiden, d. h. Ihr ganzer Tag eigentlich nur aus Depression besteht, sollten Sie jetzt weiterblättern zu Kapitel 5 (Behandlung der Depression).

a) Psychische Ursachen

Die als Auslöser genannten belastenden Ereignisse und Umstände können, wenn man nur das Erwachsenenalter berücksichtigt, als äußere Ursachen betrachtet werden.

D. h. dass Verlusterlebnisse wie
- Verlust eines Gutes oder Menschen,
- Verlust der Zukunft,
- Verlust der Vorteile der Abhängigkeit,
- Verlust der Fähigkeit sich selbst zu helfen,
- oder chronischer Mangel an Zuwendung, Beachtung oder Bestätigung,

zu einer Depression führen können.

Wenn wir jedoch davon ausgehen, dass diese Belastungen nicht bei allen Menschen zur Depression führen, so müssen wir **innere Ursachen** annehmen, d. h. dass z. B. ein Verlust einen Menschen trifft, der unfähig ist, diesen Verlust psychisch zu bewältigen. Allein körperliche Erkrankungen können die Widerstandskraft eines Menschen so schwächen, dass er nicht mehr genügend Kraft und Energie aufbringt, auf gesunde Art das Lebensproblem zu bewältigen. Wenn ein unbeeinflussbarer Verlust z. B. eines geliebten Menschen durch dessen Tod erlebt wurde, so kann es zunächst nicht um ein handelndes Bewältigen gehen. Der Hinterbliebene kann nichts tun, er kann den Verlust nicht rückgängig machen.

Es kann also nur um ein psychisches
innerliches Verarbeiten und Bewältigen des Verlustes gehen.

Dies geschieht normalerweise durch Trauer. Menschen, die statt dessen mit Depression reagieren, sind **nicht fähig zur Trauer.**

Demnach ist Trauer eine menschliche Reaktion, zu der eine bestimmte Befähigung erforderlich ist. Dabei dürfen wir Trauer und Traurig sein nicht verwechseln. Depressive Menschen können durchaus traurig sein, aber sie können nicht trauern. Mit **„Traurigsein"** meinen wir ein Gefühl in einem bestimmten Moment, mit **„Trauer"** einen inneren Vorgang, der über Wochen und Monate abläuft, eventuell einen Menschen ebenso radikal in Beschlag nimmt wie eine Depression, zum Teil ganz ähnliche Zustände hervorrufend wie diese (Freud- und Interesselosigkeit, Rückzug von den Menschen usw.). Im Unterschied zur Depression wird aber gefühlt, worum getrauert wird. „Der verlorene Mensch ist im Gefühl schmerzlich in mir" oder „der Schmerz um den verlorenen Menschen erfüllt mich".

Der Trauernde ist voll schmerzlichen Gefühls, trägt den verlorenen Menschen voll Schmerz „in seinem Herzen". Er spürt sich selbst deutlich, eventuell nur noch aus Trauer und Schmerz bestehend. Alles was bedeutsam ist, ist in seinem Inneren. Dagegen ist die Welt leer und bedeutungslos geworden.

Der Depressive ist dagegen innerlich leer, arm an Gefühlen, spürt keine Beziehung zum verlorenen Menschen, spürt sich selbst nicht. Er selbst ist leer und bedeutungslos geworden. Da der Trauernde den verlorenen Menschen ständig in seinem Inneren, in seinem Bewusstsein und in seinen Gefühlen gegenwärtig hat, beschäftigt er sich gedanklich und gefühlsmäßig fast ständig mit ihm und der Tatsache, ihn verloren zu haben. Dieser Trauerprozess, auch Trauerarbeit genannt, führt dazu, dass allmählich die Realität akzeptiert wird, dass der Verstorbene endgültig verloren wurde, dass das Trauern die Funktion eines oftmaligen Abschiednehmens und schließlich eines Loslassens hat. Dies ist ein doppelter Vorgang.

Zum einen: Durch das Loslassen verschwindet der Verstorbene allmählich in der Ferne, seine Wahrnehmung wird schwächer und weniger schmerzlich.
Zum anderen wächst das Bewusstsein, dass das eigene Leben weitergeht, dass es dieses Leben ohne diesen verlorenen Menschen geben wird, dass die Welt, in der dieses weitere Leben stattfinden wird, wieder bedeutsam

wird. Und es wächst wieder das Interesse an der Welt, sie wird ganz allmählich wieder voll von Anreizen, ihr zu begegnen.
Ist dies geschehen, so ist die Trauer abgeschlossen, der Verlust verkraftet. Normalerweise beginnt die Trauer in dem Moment, in dem der Verlust oder Tod des geliebten Menschen stattfindet. Manche Patienten berichten, dass sie nur kurz, einen Tag lang oder bis zur Beerdigung traurig waren und geweint haben. Erst 1/2 Jahr später sei dann überraschend eine Niedergeschlagenheit gekommen, aber ohne wirklich traurig zu sein und ohne dabei an den Verstorbenen zu denken. In diesen Fällen fand die notwendige Trauer nicht statt, sie wurde unterdrückt, bis schließlich etwas völlig anderes daraus wurde: eine Depression.

Darf Trauer nicht stattfinden?

Es gibt zwei häufige Motive, Trauer zu vermeiden:
1. Der Glaube, das Gefühl in seiner Intensität nicht aushalten zu können.
2. Die uneingestandene Konsequenz, dass Trauer dazu führt, den Verlust schließlich zu akzeptieren, den Verlorenen wirklich verloren zu geben.

Dies hört sich sonderbar an, aber unsere Gefühle haben eine eigene Logik: Es gibt Menschen, die das Gefühl haben und der festen Überzeugung sind, ohne den geliebten Menschen nicht leben zu können. Eingestehen der Realität seines Todes durch ein innerliches Abschied nehmen und Loslassen bedeutet demnach, nicht weiterleben zu können. Es scheint also, dass es bei solchen Depressionen nicht nur um Leben und Tod des Verstorbenen geht, sondern auch um das eigene Überleben oder den eigenen Tod. Nicht selten hören wir Aussagen wie: „Ich habe doch ganz für ihn gelebt, ohne ihn hat mein Leben keinen Sinn." Oder „ Ohne seine Liebe und Bestätigung ist mein Leben nichts mehr wert, ist es nur noch ein Vegetieren und da ist es besser, wenn ich auch gleich tot bin".

Es ist nur ein scheinbares Paradoxon, wenn der Depressive lebensmüde wird, weil er sein gefühlsmäßiges Überleben für unmöglich hält. Man

kann Depression tatsächlich als einen Zustand sehen, in dem die Gefühle nicht überleben oder in denen der Mensch als fühlender Mensch nicht mehr lebt. Innerlich, in seinen Gefühlen tot, bleibt nur die Qual der depressiven Empfindungen.
Es sind Menschen, die in ihrem Leben versäumt haben, die Erfahrung zu machen, dass sie eigenständige, ganze Menschen sind, die zwar andere Menschen zu einem qualitativ wertvollen Leben brauchen, dass sie jedoch sehr wohl fähig sind, ohne einen bestimmten Menschen zu überleben. Nur für kleine Kinder ist die Mutter lebensnotwendig, der Erwachsene kann auch allein überleben.
Menschen, die diese Kindheitsüberzeugungen beibehalten haben, sind zum Trauern nicht fähig und reagieren statt dessen mit Depression.

Gibt es verbotene Gefühle?

Es gibt jedoch noch ein weiteres Gefühl, das entstehen kann, wenn ein zentraler Verlust eintritt. Dies wird am deutlichsten, wenn z.B. der Ehemann die Ehefrau verlassen hat. Sie liebte ihn, er nimmt keine Rücksicht auf ihre Liebe und geht weg. Neben dem Schmerz der Verzweiflung liegt das Gefühl der **Wut** recht nahe. Also müssten wir Depressive fragen, warum sie auf ein Verlassen werden nicht mit Wut reagieren. Wut ist für manche Menschen ein verbotenes Gefühl. Um zu verstehen, warum Gefühle verboten sein können, müssen wir uns einige Gedanken über die Funktion von Gefühlen machen.
Wir reagieren mit Gefühlen auf Ereignisse und Verhaltensweisen anderer Menschen, z. B. auf ein Kompliment mit Freude oder mit Verlegenheit oder mit Misstrauen, auf eine Kritik mit schlechtem Gewissen, Betroffenheit oder Ärger. Gefühle helfen uns oft mehr, als unsere Gedanken, die Menschen unserer Umwelt einzuschätzen und vor allem dienen sie dazu, die stimmige Antwort oder Reaktion zu finden. Allgemein lässt sich sagen:

> Gefühle dienen dazu, uns zu einem bestimmten Verhalten oder Handeln zu bringen, aus dem Gefühl heraus zu reagieren.

Zum Beispiel soll Ärger mir den Anstoß geben, mich gegen eine ungerechtfertige Kritik zu wehren, während Angst dazu dient, einer Gefahr zu entfliehen.

Nach diesen Betrachtungen können wir uns wieder der **Logik der Gefühle** zuwenden: Wenn ich überzeugt bin, ohne den geliebten Menschen nicht leben zu können, muss ich mir alles verbieten, womit ich ein Verlassen werden riskieren würde. Wenn ich wütend aufbegehre, muss ich befürchten, dass er mich verlässt. Es ist für manche Menschen leichter, das Gefühl der Wut ganz aus ihrem aktiven Verhaltensrepertoire zu streichen, als jedes Mal entscheiden zu müssen, ob Ärger oder Wut bedrohliche Folgen haben könnten. Für manche ist Wut so vollständig weggepackt, dass nicht einmal nach dem Verlassen werden, wo es nun schon egal wäre, Wut aufkommt.

Überleben durch Abhängigkeit

Ein Mensch, der sich völlig abhängig fühlt von seiner wichtigen Bezugsperson, z. B. vom Ehepartner, lebt also nach einer unausgedachten und unausgesprochenen **Überlebensregel:**

„Ich muss alles vermeiden, alle Gefühle, Gedanken und Handlungen unterlassen, die dazu führen können, den Menschen zu verlieren, ohne den ich nicht leben kann."

Dies ist die Überlebensregel der **abhängigen Persönlichkeit.**

Es ist beeindruckend und bedrückend, zu beobachten, wie manche Menschen ihr ganzes bisheriges Leben hindurch ganz konsequent eine solche Überlebensregel eingehalten haben.
Erst recht erschrecken wir, wenn wir fragen, was so ein Mensch in seinem bisherigen Leben **nicht getan** hat, d. h. auf wieviel er in seinem

Leben verzichtet hat, weil er sich nicht für allein lebensfähig hält, z. B. ein eigener Freundeskreis, eigene Hobbys und Vorlieben. Solche Menschen leben in Abhängigkeit von ihrer wichtigen Bezugsperson. Gerade diese Neigung zu abhängigem Verhalten macht sie nach einigen Jahren für den Ehepartner uninteressant und er behandelt sie weniger respektvoll, sucht sich erfüllendere Begegnungen mit anderen Menschen, im Hobby, Sport oder Beruf. Und schließlich kommt es zur Trennung, die der abhängige Mensch doch um alles in der Welt verhindern wollte. Eine Tragik, die in den Menschen mit solchen Überlebensregeln schon in der Kindheit vorprogrammiert wurde.
Jeder Mensch hat solche Überlebensregeln, aber die meisten Menschen haben solche, mit denen es sich gut leben lässt, deren Gebote und Verbote nicht so hart sind und bei deren Übertretungen nicht so viel auf dem Spiel steht.

Überleben durch Pflichterfüllung

Eine andere für zur Depression neigende Menschen typische Überlebensregel ist:
„Nur wenn ich immer alle Pflichten 100-prozentig erfülle, bin ich ein wertvoller Mensch".

Dies ist die Überlebensregel der **pflichtbewussten, leistungsorientierten Persönlichkeit.**

Für solche Menschen ist das Leben wie eine unendliche Aneinanderreihung von Anstrengung und Arbeit. Sie gönnen sich nichts, nicht einmal Pausen. Solche Menschen werden depressiv, wenn sie bedingt durch Krankheit, Arbeitslosigkeit oder Alter, nicht mehr so viel leisten können wie früher, oder wenn ihre Pflichterfüllung nicht mehr auf Gegenliebe stößt, z. B. wenn nach Jahren der Ehepartner doch lieber jemanden hätte, der mit ihm Genüsse teilt und unbeschwerte Momente verbringen kann. Oder: Wenn ein neuer Chef „Arbeitstiere" weniger schätzt als die flotte Biene oder den unkonventionell einfallsreichen Kollegen, die beide beim alten Chef keinen guten Stand hatten. Wenn so eine fatale Änderung eintritt, sind sie nicht in der Lage, sich zu verändern und anzupassen, sondern versuchen, noch mehr zu arbeiten, sich noch verbissener anzustrengen, gemäß ihrer Überlebensregel mutmaßend, dass sie halt nicht genug geschuftet haben. Aber es ist vergebens, der neue Chef kann jetzt noch weniger mit ihnen anfangen, wendet sich noch mehr der Kollegin und dem Kollegen zu. Schließlich wird die schreckliche Wahrheit zu einer unumstößlichen Realität: die einzige Möglichkeit, sich Zuwendung, Anerkennung und Bestätigung zu sichern, hat endgültig versagt. Hilflos und hoffnungslos muss der pflichtbewusste Mensch die Erfahrung machen, dass er keine Chance mehr hat, die lebensnotwendige emotionale Zuwendung zu erhalten. Da er nicht trauern kann, bleibt ihm nur der Weg in die Depression.

Überleben durch Angst vor dem Menschen

Ist Wut und Ärger als handlungsleitendes Gefühl nicht verfügbar, so leidet auch die Durchsetzungsfähigkeit eines Menschen. Es fehlt die hierzu nötige Wehrhaftigkeit. Neben den abhängig angepassten und den übermäßigen pflichtbewussten sind die **selbstunsicheren, schüchternen Menschen** die dritte Gruppe, die sehr gefährdet sind, eine Depression zu entwickeln. Sie sind ebenfalls auf ihre Bezugsperson sehr angewiesen, weil sie Angst vor unvertrauten Menschen haben und deshalb den vertrauten Menschen gegenüber sehr nachgiebig sind. Allerdings spüren sie, dass sie sich eigentlich durchsetzen wollen, bekommen aber Angst, wenn sie beginnen wollen, dies zu tun. Sie haben extreme Angst vor Ablehnung, Zurückweisung, Kritik oder Peinlichkeit. Im Gegensatz zu den abhängigen Menschen werden sie nicht depressiv, wenn sie die wichtige Bezugsperson verlieren. Sie werden depressiv, wenn es aussichtslos geworden ist, sich in einer Beziehung oder Partnerschaft durchzusetzen, eigene Vorstellungen und Wünsche zu realisieren.

Beispiel
Ein 35-jähriger Ingenieur hatte übers Wochenende seine Schwester besucht. Mit seiner Frau war vereinbart, dass er am Sonntagmorgen zurückkommt. Er rief an, dass er erst am frühen Abend komme. Seine Frau war sehr erbost. Er litt den ganzen Tag massiv unter dem Unmut der 300 km entfernten Ehefrau, konnte das Familientreffen überhaupt nicht mehr genießen und fuhr 3 Stunden früher zurück. Den restlichen Nachmittag und Abend machte ihm seine Frau unentwegt Vorwürfe. Als diese nicht mehr auszuhalten waren, fiel er in eine mehrere Tage anhaltende Depression, in der er sich sagte „mit mir kann es ja keine Frau aushalten, ich kann mich ihr nicht länger zumuten. Wir müssen uns trennen".

Wir können aus diesem Beispiel dreifaches lernen:

1) Zum einem wird deutlich, dass in fast jedem anderen Menschen angesichts des entnervenden Nörgelns der Ehefrau Ärger entstanden wäre, von dem er nichts spürte. Schließlich wäre genau an der Stelle, an der er depressiv wurde, dem selbstsicheren Menschen der Kragen geplatzt und er hätte mit einem gehörigen Donnerwetter dem Schimpfen durch ein beeindruckendes Zeigen von großer Wut ein jähes Ende gesetzt, z. B. mit den Worten „Jetzt reicht's mir. Wenn du nicht sofort mit dem Gemecker aufhörst, ist für mich das Abendessen beendet! Das ist einfach nicht auszuhalten mit dir!" Doch den selbstunsicheren Menschen hindert seine Angst vor Ablehnung und Zurückweisung daran. Seine Überlebensregel lautet:

   „Nur wenn ich alle Verhaltensweisen unterdrücke, die Unmut und Ärger des anderen Menschen bewirken, kann ich Kritik, Beschämung, Ablehnung, Zurückweisung und Verstoßen verhindern."

   Diese Überlebensregel der selbstunsicheren Persönlichkeit führt dazu, dass in einer Situation, in der Wut und Aggression nach außen zu gelangen droht, wie in obigem Beispiel eine Rückbremse gezogen werden muss.

Wenn Wut und Aggression riesengroß geworden sind, ist für manchen Menschen eine depressive Verstimmung die einzige Möglichkeit, den Wutausbruch zu verhindern. Nun hatte der Ehemann aber den Ärger und die Wut gar nicht gespürt. Er hat seine Gefühle nach dem Alles- oder-Nichts-Gesetz verwaltet.

„Nur wenn ich ein Gefühl gar nicht spüre, kann ich mir sicher sein, dass es keinen Schaden anrichtet."

Also ist bei ihm die Grenze des Überlebens nicht beim Äußern von Wut, sondern schon beim Spüren gesetzt. Denn die Ärger- oder Straf-Reaktion des anderen Menschen wird als vernichtend vorhergesehen. Die depressive Verstimmung ist also der einzige Weg, emotional zu überleben. Aber **nach dem Überleben kommt das Leben.**

2) Wenn die Chance auf **Selbstbestimmung** innerhalb einer zwischenmenschlichen Beziehung als endgültig verloren betrachtet wird, ist zwar durch Nachgiebigkeit kurzfristig wenigstens die Beziehung gerettet, langfristig braucht aber auch der selbstunsichere Mensch die Befriedigung jener Bedürfnisse, die sein Selbstwertgefühl aufrecht erhalten: Selbstbestimmung, Selbstgestaltung, kurzum das Gefühl, fähig zu sein, sein Leben selbst in die Hand nehmen zu können und selbst dafür zu sorgen, dass eine befriedigende Lebens- und Beziehungsgestaltung entsteht.

   „Beziehungs"-Bedürfnisse und „Selbst"-Bedürfnisse stehen also im krassen Widerspruch. Die zur Depression neigenden Persönlichkeitstypen schaffen es nicht, beide unter einen Hut zu kriegen. Ein lähmendes Entweder-Oder führt

   entweder
   zur Beziehung mit anderen Menschen unter Verzicht auf Selbst-„Verwirklichung"

oder
zur Trennung vom anderen Menschen und Verzicht auf Liebe, Zuwendung und Bestätigung.

Beide Ergebnisse machen depressiv – denn pures Überleben ist kein Leben!

3) Das Beispiel des selbstunsicheren Ehemannes zeigt ein drittes, sehr wichtiges Merkmal der Depressionsentstehung: Wenn es zum Konflikt und Streit kommt, wird nicht nur das momentane Verhalten des anderen oder die Qualität des Abends in Frage gestellt. Nein, es wird sofort die Ehe und Partnerschaft insgesamt, die ganze Beziehung in Frage gestellt. Statt zu fühlen, dass es besser wäre, das gemeinsame Abendessen abzubrechen, wenn die Ehefrau weiterschimpft, wird sofort die ganze Ehe und die zwischenmenschliche Beziehung in Frage gestellt: **Trennung mit dem Fallbeil.**

Die Trennung hat eine doppelte Bedeutung. In ihr steckt die ganze aufgestaute Wut des Ohnmächtigen mit der Schärfe des Trennungsschrittes, der die Beziehung wie ein Fallbeil zerschneidet und auch die Ehefrau trifft. Darin ist die eigene Aggression gut untergebracht und im Falle der selbstvollzogenen Trennung auch abreagiert, selbst wenn die Trennung unter dem depressiven Vorzeichen vollzogen wurde, man könne sich dem anderen nicht länger zumuten. Aus diesen Gedanken wird auch deutlich, dass der Selbstmord lediglich eine Variante des Trennungsthemas ist, eine besondere Form, die Trennung zu vollziehen. Denn der Selbstmord ist jene Form der aktiv selbst vollzogenen Trennung, die dem anderen Menschen den größten Schlag versetzt, einen Schlag, den dieser nicht erwidern kann und der deshalb endgültig die Ohnmacht dem anderen Menschen auflädt: Also die größtmögliche aggressive Handlung gegen den anderen, der Vernichtungsschlag gegen die Beziehung – auch wenn dies vom depressiven Menschen überhaupt nicht so erlebt wird.

Das Wörtchen „und"

Und all dies nur, weil in der Kindheit versäumt wurde, die Erfahrung zu machen, dass es außer dem „entweder/oder" auch das Wörtchen „und" gibt. Weil Eltern dem Kind nicht zeigen konnten, dass hinter einer zwischenmenschlichen Beziehung Raum für beides ist:
Liebe und Selbstbestimmung, d. h.
- geliebt werden und sich durchsetzen,
- akzeptiert werden und wütend sein können,
- Geborgenheit und Freiraum usw.

Solche Eltern haben selbst nie dieses „und" erfahren. Sie sehen in den Selbsttendenzen des Kindes für sich oder das Kind eine so große Bedrohung, dass sie die natürlichen Tendenzen des Kindes bekämpfen müssen, bis das Kind sie aufgegeben hat. Die Bedrohung ist durch die Selbstaufgabe des Kindes beendet – das Überleben ist gesichert. Weder das Kind noch die Eltern wissen, dass für das emotionale Überleben in der Kindheit ein hoher Preis gezahlt wurde. Starre Überlebensregeln setzen strenge Gebote und Verbote, die zum Scheitern im Erwachsenenalter führen. Gebote und Verbote, die die Eltern vielleicht niemals in dieser Form ausgesprochen haben, die aber die Quintessenz kindlicher Erfahrungen im Umgang mit den Eltern und der Familie sind. Das Leben als Erwachsener ist mit diesen kindlichen Überlebensregeln nur eine begrenzte Zeit möglich – bis eine Lebenssituation auftritt, die die Selbstbestimmungstendenzen so groß werden lässt, dass Gefahr besteht, dass die Überlebensregel verletzt wird, so dass nur noch die Symptombildung diese Regelverletzung verhindern kann.

b) Endogene und vererbte Ursachen

Früher bezeichnete man solche Depressionen als endogen, die weder eine körperliche noch eine psychische Ursache haben, demnach eine endogen im Menschen verborgene, nicht bekannte Ursache haben müssen. Diese endogene Depression, die heute als „große Depression vom **melancholischen Typ**" charakterisiert wird, zeichnet sich aus durch

a) einen phasenhaften Verlauf, z. B. einmal jährlich bis zweijährlich auftretend,
b) manchmal zu einer bestimmten Jahreszeit auftretend, z. B. fast immer im Frühjahr oder im Herbst, eventuell jährlich oder in größeren Abständen
c) Tagesschwankungen der depressiven Verstimmung, meist mit morgendlichem Stimmungstief,
d) Schlafstörungen mit frühem morgendlichen Erwachen, z. B. jeden Morgen um 4 Uhr,
e) Zu den „Vitalstörungen" der endogenen Depression gehören neben den schon genannten Tagesschwankungen und dem frühen Erwachen weitere körperliche Beschwerden wie Appetitstörungen mit Gewichtsverlust, Verstopfung, Zyklusstörungen bei Frauen und Verlust des sexuellen Interesses.

Ich beziehe mich in diesen und den folgenden Ausführungen auf die ausgezeichnete Arbeit der Professoren Hans-Jürgen Möller und Hans Lauter in meinem Buch „Verständnis und Therapie der Depression", das 1986 im Ernst Reinhardt Verlag München erschienen ist.

Insgesamt erkranken 10 % der Bevölkerung einmal in ihrem Leben an einer Depression. Frauen erkranken doppelt so häufig wie Männer an einer endogenen Depression. Die Hälfte der endogenen Depressionsphasen dauert bis zu 3 Monaten, 25 % bis 1 Jahr und weitere 25 % mehr als 1 Jahr. Nach dem Ende einer depressiven Phase kann eine „hypomane" Nachschwankung auftreten, d. h. dass etwa eine Woche lang eine auffallend gute Stimmung mit gesteigertem Selbstwertgefühl und Unternehmungslust besteht.

Während 70 % der Menschen, die endogene Depressionen erleiden, nur depressive Phasen haben (monophasischer Verlauf), haben 30 % auch manische Phasen (bipolarer Verlauf) mit auffällig übertrieben gehobener Stimmung und unangemessener Einschätzung der eigenen Fähigkeiten bis zum Größenwahn, Rededrang, vermindertem Schlafbedürfnis (braucht z. B. nur drei Stunden Schlaf), schnellem Gedankenablauf. Manchmal werden unsinnige Einkäufe gemacht (z. B. zwei Mercedes Benz bestellt oder 60 Paar Schuhe gekauft), aus Selbstüberschätzung heraus die Arbeitsstelle gekündigt, die Familie verlassen, sexuelle und andere Verhaltensexzesse können hinzu kommen. Oft wird durch die Manie das eigene Leben ruiniert. Gerade die manisch-depressiven Erkrankungen weisen deutliche Vererbbarkeit auf (13-20 %).

c) Körperliche Ursachen

Es gibt mehrere neurologische Erkrankungen, die mit einer depressiven Verstimmung einhergehen können, und bei denen vermutet wird, dass die depressive Verstimmung nicht reaktiv auf die psychische Belastung durch die körperliche Erkrankung erfolgt. Allerdings ist die Depression dann kaum das zuerst auftretende Symptom. Man braucht also nicht hinter einer Depression eine verborgene körperliche Krankheit vermuten. Trotzdem ist es wichtig, bei einer Depression, die so schwer ist, dass man sie als Krankheit empfindet, zum Arzt zu gehen, der durch seine gründliche körperliche Untersuchung das Vorhandensein einer körperlichen Erkrankung ausschließen oder deren Behandlung einleiten kann. Für weitere Details zu diesem Thema möchte ich auf den bereits erwähnten Artikel von H.-J. Möller verweisen.

d) Medikamentöse Ursachen

Vornehmlich einige Blutdruckmittel der Rauwolfia-Gruppe, die den Wirkstoff Rescrpin enthalten, machen depressiv. Auch Cortisonpräparate können nach mehrwöchiger Einnahme zu einer depressiven Verstimmung führen. Nicht so selten setzen Frauenärzte die Pille wieder ab, weil Frauen über eine depressive Verstimmung seit dem Einnehmen der Pille klagen. Auch manche Psychopharmaka, die zur Beruhigung oder Dämpfung verschrieben oder wöchentlich bzw. zwei- oder vierwöchentlich als Depot gespritzt werden, können eine depressive Verstimmung erzeugen oder eine bestehende Depression vertiefen. Dies wird vor allem Medikamenten der Gruppe der Neuroleptika zugeschrieben. Als Beispiel seien einige häufig verschriebene genannt, ohne dass diese mehr Depressivität erzeugen müssen als nicht genannte:
Imap, Haloperidol, Dapotum, Lyogen, Fluanxol, Dipiperon.

Vor allem bei regelmäßigen Depot-Spritzen sollte daran gedacht werden, dass Depressionen durch sie entstehen können. Wenn keine Psychose vorliegt, müssen sie bei einer Depression abgesetzt und statt dessen antidepressive Medikamente verordnet werden.

Die Behandlung der Depression

Ziele der Behandlung

Wer beruflich nichts mit Psychotherapie zu tun hat, wird es für müßig halten, sich lange bei einer Betrachtung der Ziele einer Behandlung aufzuhalten. Es scheint so offensichtlich zu sein, dass das Ziel einer Krankenbehandlung ist, wieder Gesundheit herzustellen. Depressionsbehandlung besteht also darin, Depressionen zu beseitigen. In manchen Fällen reicht es tatsächlich, das Augenmerk auf die depressiven Symptome zu lenken und gezielt Therapiemaßnahmen durchzuführen, die auf die depressiven Symptome einwirken. Sowohl Medikamente (Antidepressiva) als auch Verhaltenstherapie können hier Abhilfe schaffen.

Symptombeseitigung ist das erste Ziel, aber nicht das einzige.
Weitere Ziele ergeben sich aus unseren obigen Überlegungen zur Auslösung, zur Verursachung und zu Funktion und Zweck der Depression.

Das **zweite Ziel** ist die **Verhinderung von Rückfällen.**
Beide Ziele lassen sich durch einige Teilziele umschreiben.

Depressionsvermindernde Teilziele:

1. Wieder aktiv werden, um wieder positive Erfahrungen machen zu können.

2. Wieder in Kontakt zu Menschen treten, um wieder positiven Gefühlsaustausch erleben zu können.

3. Wieder einen guten Umgang mit sich selbst beginnen, um von der Selbstbestrafung zur Selbstbestätigung zu finden.

Rückfallverhindernde Teilziele:

4. Die Überlebensregeln so verändern, dass sie ein lebenswertes Leben zulassen.

5. Bisher verbotene Gefühle wieder wahrnehmen und ausdrücken lernen, wie Trauer und Wut, d. h. auch vermiedene Trauerprozesse nachholen.

6. Zwischenmenschliche Beziehung neu gestalten lernen, so dass Beziehungs- und Selbst-Bedürfnisse darin Platz haben.

7. Die allgemeine Lebensgestaltung so verändern, dass wesentliche positive Erfahrungen von verschiedenen Quellen kommen, um unabhängiger von der wichtigen Bezugsperson oder der bisher einzigen Bezugsquelle (z. B. Beruf, Kinder) zu werden.

Erst wenn diese sieben Ziele annähernd erreicht sind, ist eine Depressionsbehandlung abgeschlossen, die über das kurzfristige nahe Ziel einer schnellen Krisenhilfe hinausgehen soll.

Vorbereitung der Behandlung

Wenn Ihre Depression so schwer ist, dass Sie sich nicht selbst helfen können, ist der erste Vorbereitungsschritt, sich einen Arzt oder Psychotherapeuten zu suchen.

Auswahl des Therapeuten und der Therapie

Wenn Ihre Depression nicht schwer ist und Ihr Hausarzt Befähigungen erworben hat, 20-minütige psychotherapeutische Gespräche im Rahmen

der „psychosomatischen Grundversorgung“ durchzuführen, so können Sie vielleicht mit seiner Hilfe über die Depression hinwegkommen. Hierzu sind aber mindestens wöchentliche Gespräche notwendig, besser 2 x wöchentlich, und dies über einen Zeitraum von etwa 3 Monaten. Klären Sie vorher mit Ihrem Hausarzt ab, ob er so intensiv mit Ihnen psychotherapeutisch arbeiten kann. Wenn seine Praxis dies nicht zulässt, so lassen Sie sich auf keinen Kompromiss ein, denn sonst wird eine wirksame Therapie nur hinausgeschoben – manchmal über Jahre.
Sie müssen dann gemeinsam mit Ihrem Hausarzt entscheiden, ob eine Psychotherapie oder eine psychiatrische Behandlung notwendig ist.

Keine Angst vor den Psychiatern!

Sind Sie beide sich nicht sicher, ist es am besten, wenn Ihr Arzt Sie zu einem Arzt für Psychiatrie zur fachärztlichen Untersuchung überweist. Dieser wird Sie ausgiebig zu all den bereits besprochenen Themen befragen, eine körperliche Untersuchung durchführen und eventuell noch von seiner Arzthelferin die „Hirnströme“ messen lassen, d. h. eine EEG (Elektro-Enzephalo-Gramm) machen. Fragen Sie ihn nach der Diagnose und ob er eine Psychotherapie für notwendig und hilfreich hält oder ob eine Behandlung mit antidepressiven Medikamenten ausreicht. Meist führen Psychiater selbst nur wenig Psychotherapien durch, auch wenn sie den Zusatztitel „Psychotherapie“ haben. Es bleibt ihnen oft keine Zeit für die langen Gespräche, die für eine Psychotherapie erforderlich sind. Fragen Sie deshalb den Psychiater, ob er Ihnen einen bestimmten Psychotherapeuten empfehlen kann. Sie müssen seiner Empfehlung natürlich nicht folgen, da Sie freie Arztwahl haben, aber die meisten Psychiater kennen eine größere Zahl von Psychotherapeuten und wissen, wie diese arbeiten. Der Psychiater schreibt Ihrem Hausarzt einen ausführlichen Bericht über das Ergebnis seiner Untersuchungen und schlägt ihm meist eine medikamentöse Behandlung vor, eventuell zusätzlich eine Psychotherapie.
Wenn Sie so depressiv sind, dass Ihnen Ihre Arbeit zunehmend schwerer fällt und Sie auch Ihr Privatleben nicht mehr so aufrecht erhalten können

wie vor der Erkrankung oder wenn Sie in beunruhigender Weise von Selbstmordgedanken gequält werden, sollten Sie unbedingt dem ärztlichen Rat folgen und die Medikamente einnehmen. Wir kommen später ausführlicher darauf zurück. Bei einer schweren Depression werden Ihnen Hausarzt und Psychiater empfehlen, regelmäßig den Psychiater zu besuchen, bis die depressiven Symptome weitgehend abgeklungen sind.
Viele Patienten haben vor dem Psychiater vor allem deshalb Angst, weil sie fürchten, dass er sie in eine Klinik einweisen werde. Das Gegenteil ist der Fall. Der Psychiater ist gewöhnt, schwere psychische Erkrankungen ambulant in seiner Praxis so zu behandeln, dass keine Klinikeinweisung erforderlich ist. Deshalb schützt der rechtzeitige Gang zum Psychiater sogar vor einer Klinikeinweisung. Aber auch auf die Klinik kommen wir noch besonders zu sprechen.

Den richtigen Psychotherapeuten finden

Wenn Sie gemeinsam mit Ihrem Hausarzt zu dem Ergebnis kommen, dem Vorschlag des Psychiaters zu folgen, eine Psychotherapie zu beginnen, so gilt es, den passendsten Psychotherapeuten auszuwählen.
Es lohnt sich, im größeren Bekanntenkreis herumzufragen und engere Freunde auch herumfragen zu lassen, ähnlich wie bei der Auswahl von anderen Ärzten. Wenn ein Name besonders häufig positiv erwähnt wird, kann es sein, dass dies auch eine gute Adresse für Sie ist. Rufen Sie ihn an, um ein Vorgespräch zu vereinbaren. Wenn Sie nach diesem Gespräch noch unsicher sind, vereinbaren Sie ein zweites Vorgespräch. Bleiben dann immer noch Zweifel, so prüfen Sie, ob es an Ihrer depressiven Unentschlossenheit liegt oder ob Sie etwas an der Person des Therapeuten stört, z. B. dass Sie nicht mit ihm „warm werden" können, sich nicht gut aufgehoben fühlen bei ihm. In diesem Falle sollten Sie einen anderen Psychotherapeuten aufsuchen, auch wenn Sie ihm noch einmal Ihr Problem schildern müssen. Meist reicht dieser Vergleich aus, um gefühlsmäßig die richtige Wahl zu treffen. Nur selten sind drei Vergleiche erforderlich.

Wer zahlt die Psychotherapie?

In unserer Gesellschaft ist heute jeder krankenversichert, so dass die Krankenkasse oder die private Krankenversicherung bzw. bei Beamten die Beihilfe die Kosten für die Psychotherapie übernimmt. Fragen Sie bei Ihrer Krankenkasse nach den Namen von Psychotherapeuten, für deren Psychotherapie die Krankenkasse die Kosten übernimmt. In manchen Gegenden Deutschlands sind Kassen-Psychotherapeuten noch so rar, dass Sie mit Wartezeiten von 1/2 Jahr – 1 Jahr rechnen müssen. Die Kassenzulassung eines Psychotherapeuten ist ein brauchbares Qualitätsmerkmal, aber kein völlig zuverlässiges. Auf alle Fälle ist sie eine Gewähr, dass die Krankenkasse die Kosten übernimmt. Das sind bei 40 Stunden immerhin 2000,– Euro, pro Monat etwas mehr als 200,– Euro. Da die Krankenkasse oftmals nicht mehr als 60 oder 80 Stunden bezahlt, sollten Sie vorzeitig mit Ihrem Therapeuten darüber sprechen, ob die Kassenbehandlung ausreichen wird. Wenn Sie die oben formulierten Therapieziele bedenken, ist es gut möglich, dass es das Sinnvollste ist, auf eigene Kosten weiterzumachen, selbst wenn Sie dafür 2500,– Euro ausgeben. Bedenken Sie, für welche unwichtigen Dinge Sie in den letzten Jahren Tausende von Euro ausgegeben haben. Legen Sie sich dieses Geld schon vor Beginn der Therapie auf die Seite, verschieben Sie andere Anschaffungen um 1 oder 2 Jahre. Vergleichen Sie doch, wie schwer der Verzicht auf eine Anschaffung und damit auf äußere Lebensqualität wiegt angesichts des Verzichtes auf Gesundheit und innere Lebensqualität. Angesichts des unübersichtlichen Psychomarktes vor allem in Großstädten empfehle ich, einen Psychotherapeuten ohne Kassenzulassung nur dann zu nehmen, wenn Sie von vielen Seiten Gutes über ihn gehört haben.

Welche Psychotherapieform ist für mich die richtige?

Die Krankenkassen bezahlen derzeit zwei verschiedene Psychotherapieformen. Zum einen die tiefenpsychologisch fundierte Psychotherapie incl. Psychoanalyse und zum anderen die Verhaltenstherapie. Für den Laien ist es schwer, zu entscheiden, welche Therapie am hilfreichsten für ihn sein wird. Verlässt er sich auf den Facharzt, so ist aus dessen Ratschlag manchmal unschwer herauszuhören, dass er sehr subjektiv gegen eine der beiden Therapieformen eingestellt ist und deshalb keine ausreichende objektive Beratung geben kann. Auch in dieser Stelle können nur allgemeine Hinweise gegeben werden:

Tiefenpsychologisch fundierte Psychotherapie

Die tiefenpsychologisch fundierte Psychotherapie betrachtet unbewusste Konflikte als Ursache psychischer Störungen. Ziel der Therapie ist es, Unbewusstes ins Bewusstsein zu holen und dadurch die Probleme auf ihre eigentlichen Ursachen zurückführen zu können. Das bewusst gewordene Problem bzw. die bewusst gewordenen Blockaden einer sinnvollen Problemlösung können dann ohne weitere Symptombildung gelöst werden. Die Methode dieses „Bewusst"-machens besteht zu einem großen Teil darin, gefühlsmäßige Reaktionen, Phantasien und Gedanken und Träume des Patienten zu analysieren, ihre Bedeutung aus der emotionalen Beziehung zwischen Patient und Therapeut heraus zu verstehen, allerdings als eine Übertragung von den Beziehungen der Kindheit auf die Patient-Therapeut-Beziehung.

Bei der tiefenpsychologisch fundierten Psychotherapie werden zunächst 50 Stunden von der Kasse bezahlt, bei einer Verlängerungsmöglichkeit auf 80 Stunden, in Ausnahmefällen auch auf 100 Stunden.
Diese Therapie ist bei Depressiven sinnvoll

a) wenn die Depression nicht schwer ist, so dass der Patient in der Lage ist, sich auf die oben genannte unbewusste Psychodynamik einzulassen;

b) wenn ein massiver unbewusster Konflikt bei sonst eher ausgeglichener Psyche ganz aktuell sich an einer einmaligen Problemsituation entzündet hat, und die Entstehungs- und Handlungsfähigkeit des Patienten überraschend blockiert wird.

Psychoanalyse

Psychoanalyse wird traditionell so durchgeführt, dass der Patient auf einer Couch liegt, und der Psychoanalytiker so hinter ihm sitzt, dass der Patient ihn nicht sehen kann. Der Grund für diese Anordnung liegt darin, dass der Patient ungestört durch den Blickkontakt mit dem Therapeuten alle freien Einfälle aussprechen kann, die zunehmend mehr aus seinem Unbewussten kommen und Aufschluss geben über verdrängte Konflikte, Wünsche und Gefühle. Der Patient überträgt diese in die Beziehung zum Therapeuten. Auf diese Weise werden sie lebendig und deutlich spürbar und können gemeinsam mit dem Therapeuten bearbeitet werden. Traumdeutung ist ein weiterer wichtiger Bestandteil der psychoanalytischen Behandlung. Da die Psychoanalyse bis zu 300 Stunden dauert, der Krankenkasse also bis zu 15.000 Euro kostet, werden relativ strenge Indikationen gestellt. Einerseits muss sie notwendig sein, d. h. Kurzzeittherapie erscheint unzureichend. Andererseits muss sie erfolgversprechend sein , d. h. es muss vorhersehbar sein, dass der Patient in der Lage ist, sich auf diese Therapie einzulassen, so dass er die umfangreichen Veränderungen in seiner Psyche zulassen kann, die zu einem erfolgreichen Abschluss einer Psychoanalyse erforderlich sind. Da eine Psychoanalyse ein recht umfangreiches Unterfangen ist, gilt es, bei der Auswahl des Therapeuten besonders bedacht vorzugehen. Drei Therapeuten zu besuchen ist durchaus anzuraten und diese je zweimal. Dieses Auswahlverfahren kann ganz offen mit diesen Therapeuten besprochen werden. Überdies wird es (immer noch) von der Krankenkasse bezahlt. Dabei wäre natürlich ein beratender Arzt hilfreich, der selbst Psychotherapeut ist.

Verhaltenstherapie

Die Verhaltenstherapie geht bei der Depression davon aus, dass diese durch den Verlust von wichtigen zentralen „Verstärkern" entsteht. Verstärkung ist die positive Zuwendung (Beachtung, Bestätigung, Anerkennung, das Verständnis, die Liebe) einer wichtigen Bezugsperson.

Verhaltenstherapie hilft dem Patienten, den Verlust dadurch zu verkraften, dass er durch eigene Aktivitäten Zugang zu anderen Verstärkungen erhält, dass er so seine gelernte Hilflosigkeit angesichts des scheinbar nicht zu verkraftenden Verlustes wieder verlernt. Statt dessen macht der Patient die Erfahrung, dass er selbst wirksam für seine persönlichen Bedürfnisse sorgen kann und seine Interessen auf befriedigende Weise durchzusetzen weiß. Gezielte Übungen zum Aufbau positiver Aktivitäten wirken stimmungsaufhellend. Gedankliche Fehlhaltungen werden ebenfalls übend korrigiert, so dass eine depressionsfreie Welt- und Selbstsicht entstehen kann. Durch die Etablierung von Selbstverstärkung (Selbstbelohnung, Genussfähigkeit) entsteht mehr Unabhängigkeit von anderen zentralen Bezugspersonen. Wenn die Fähigkeit im zwischenmenschlichen Kontakt fehlt, zum Beispiel jemanden kennenzulernen, sich auszudrücken, Gespräche zu führen, aber auch Forderungen zu stellen, Nein zu sagen, so werden Rollenspiele durchgeführt, die zu diesen Fähigkeiten verhelfen. Die Krankenkasse zahlt bis zu 60 Stunden Verhaltenstherapie, wobei die Kombination von Einzel- und Gruppentherapie besonders hilfreich ist. In Ausnahmefällen werden auch 80 Stunden bezahlt.

Andere Psychotherapieformen

Es gibt neben den oben genannten Psychotherapieformen, die von der Krankenkasse bezahlt werden, noch andere bedeutsame Psychotherapien. Ich habe diese in meinem Buch „Verständnis und Therapie der Depression" (Ernst Reinhardt Verlag München, 1986) kurz beschrieben. Namhafte Vertreter dieser Psychotherapierichtungen stellen in diesem Buch ihr therapeutisches Vorgehen anhand von Fallbeispielen dar, so dass ein lebensnaher Einblick in diese Psychotherapien gewährt wird.

Ist Krankschreibung besser?

Je schwerer die Depression, um so schwerer fällt das Arbeiten. Die kleinsten Arbeiten werden zur Schwerarbeit, nach der ein depressiver Mensch völlig erschöpft ist. Darüberhinaus fallen Entscheidungen unsagbar schwer. Schließlich werden alle eigenen Leistungen als unzureichend bewertet. Im Umgang mit Vorgesetzten, Kollegen oder Kunden fehlt das frühere selbstsichere Auftreten. Kurzum: Arbeit wird zur Qual.
Trotzdem empfehle ich, so lange weiter zu arbeiten, wie es nur irgendwie geht. Meist wird die Depression nach der Krankschreibung noch schwerer. Arbeit hat trotz allem einen großen Vorteil. Sie verhindert depressive Passivität, sie stellt Kontakt mit Menschen her. Aktivität auch im Sinne von Arbeit und zwischenmenschliche Kontakte sind die beiden wichtigsten Mittel gegen Depression. Nimmt man sie dem Patienten z. B. durch Krankschreibung weg, so wird er depressiver.

Ist Krankenhausbehandlung notwendig?

Manchmal ist eine Depression so schwer, dass die häusliche Pflege, die Betreuung durch den Hausarzt und die Konsultationen des Arztes für Psychiatrie zu wenig Abhilfe bringen und es zuhause schließlich unerträglich wird. Meist ist dann das Gefühl der Hilflosigkeit und des Ausgeliefertseins und das Bedürfnis nach vertrautem Schutz und Geborgenheit besonders groß. Wenn in diesem Moment der Arzt eine Krankenhausbehandlung vorschlägt, entsteht verständlicherweise viel Angst. Es dauert dann oft noch 1 Woche, um sich an diesen Gedanken zu gewöhnen. Manchmal schieben Patient und Angehörige diese Entscheidung wochenlang hinaus. Bedenkt man, dass diese Wochen für eine wirkvolle Behandlung verloren sind, dass die Krankheit vielleicht schon bald erheblich gebessert sein könnte, dann ist dieses Zuwarten sehr schädlich.

Es gibt einige gute Gründe für eine Krankenhausbehandlung:

1. Wenn Selbstmordabsichten bestehen, die ständig stärker werden, und eventuell schon konkrete Pläne gefasst bzw. Vorbereitungen für einen Selbstmord getroffen wurden.

2. Wenn bei einer schweren Depression zuhause niemand die Krankenpflege übernehmen kann.

3. Wenn in der 6.-10. Woche medikamentöser Behandlung durch den Arzt für Psychiatrie keinerlei Besserung eingetreten ist.

4. Wenn den Angehörigen und Helfern „die Puste" ausgegangen ist, sie ob des völlig ungewohnten Umgangs mit einer ihnen fremden schweren Erkrankung „ausgebrannt" sind und Ablösung durch geschultes Personal dringend nötig ist.

5. Wenn die Depression dazu geführt hat, dass körperliche Funktionen so sehr gestört sind, dass eine stationäre Mitbehandlung der körperlichen Schädigungen notwendig wird, z. B. wenn der Patient keine Nahrung mehr zu sich nimmt oder nicht mehr trinkt.

Ein großes Problem dabei ist, dass, je schwerer die Depression ist, umso entscheidungsunfähiger ein depressiver Mensch wird. Er ist dann mit der Frage nach der Klinikbehandlung völlig überfordert und kann u. U. selbst diese Entscheidung nicht mehr verantwortlich fällen. In diesen Fällen ist eine Beratung gemeinsam mit dem Arzt am besten. Die Verantwortung für die Entscheidung wird dann auf mehreren Schultern verteilt.

Der Weg ins Krankenhaus

Der Arzt für Psychiatrie weiß, welches psychiatrische Krankenhaus oder welche psychiatrische Abteilung eines Allgemeinkrankenhauses empfehlenswert ist bzw. überhaupt Betten frei hat. Die Einweisung ins Krankenhaus kann auch vom Hausarzt übernommen werden.

Im Krankenhaus läuft die Aufnahme wie in allen Kliniken ab. Zuerst müssen im Sekretariat der Patientenaufnahme die Personaldaten samt Versicherungsart aufgenommen werden. Hier ist die Begleitung durch einen nahen Angehörigen sehr hilfreich, der über alles gut Bescheid weiß und sich auch traut, die richtigen Fragen zu stellen.

Anschließend erfolgt die Zuweisung auf eine Klinikstation, wo Sie zunächst von der diensthabenden Schwester empfangen werden. Wenn Sie nicht so früh am Vormittag kommen, ist auch Ihr Bett schon frei. Im Gegensatz zu anderen Kliniken ist Ihr Klinikbett nur für die Nacht oder Ihre Mittagsruhe da. Weder Schlafanzug bzw. Nachthemd noch Morgenmantel und Badeschlappen sind die richtige Bekleidung für den Tag. Die Krankenschwester wird nur eine kurze „Anamnese" erheben, d. h. sie fragt Sie nach allem, was sie an Hintergrundwissen benötigt, um eine sachgerechte Krankenpflege durchführen zu können, z. B. nach Ihrer evtl. Diät, Ihre weiterhin notwendige Dauermedikation wie Schilddrüsen- oder Blutdruckmittel, nach Allergien usw.

Der Stationsarzt bzw. die Stationsärztin wird Sie im Lauf des Nachmittags zur gründlichen Untersuchung ins Arztzimmer holen. Sie werden ausgiebig nach Ihren Symptomen befragt, nach dem Beginn der Erkrankung, nach belastenden Lebensproblemen, die die Krankheit evtl. ausgelöst haben. Auch eine körperliche Untersuchung erfolgt mit Schwerpunkt auf neurologische Funktionsprüfungen (Muskelreflexe, Haut-Tastsinn, Augen, Gehör, Geruch, Geschmack, Gleichgewichtssinn usw.).

Die Mahlzeiten werden gemeinsam im Speiseraum eingenommen. Abends haben Sie Gelegenheit zu Unterhaltungen, Lesen, Spielen oder Fernsehen im Aufenthaltsraum. Bettgehzeiten und Nachtruhe richten sich nach Zeitpunkt des Schichtwechsels des Pflegepersonals, d. h. meist zwischen

21.00 und 22.00 Uhr. Sie erhalten schon am ersten Abend Ihre neuen vom Stationsarzt verordneten Medikamente. Eine Nachtschwester hütet über Ihre Nachtruhe und ein diensthabender Arzt ist abrufbereit, wenn ärztliche Hilfe erforderlich wird.

Im Krankenhaus ...

In den ersten Tagen werden evtl. einige Routineuntersuchungen durchgeführt, Blutabnahme, Urinproben, Röntgenbild des Brustkorbs, EKG (Reizleitung des Herzens), EEG (Hirnströme), evtl. CT (Computertomogramm) des Kopfes. Die tägliche ärztliche Visite, evtl. mit Oberarzt oder Chefarzt, gibt Ihnen die Möglichkeit zu kurzen Rückmeldungen an den Arzt, z. B. über die Verträglichkeit des Medikamentes, über weiterhin bestehende Schlafstörungen oder das Vorbringen rasch zu klärender persönlicher Anliegen wie Wochenendurlaub oder Ausgangszeiten. Die Vormittage und Nachmittage sind meist mit Ergo-(Beschäftigungs- oder Arbeits-) therapie gefüllt, die verhindern, dass tagelanges passives Herumsitzen noch depressiver macht. Wenn es in der Klinik schon ganz gut geht, erkennt man an den Wochenendurlauben zuhause, ob die Besserung auch in der gewohnten Alltagswelt anhält. Dauert der Klinikaufenthalt über 8 Wochen, so wächst oft die Angst vor der Entlassung – mit der meist unbegründeten Befürchtung, dass dort die Depression wartet. Für Ärzte ist es ein sich immer wiederholendes Phänomen: Am Anfang wollen die Patienten nicht in der Klinik bleiben und nach zwei Monaten wollen sie nicht mehr nach Hause.

Nach der Entlassung aus dem Krankenhaus ...

Für viele ist die Entlassung aus dem Krankenhaus ein ähnlicher Schritt ins Ungewisse wie zuvor die Einweisung. Allmählich hatte das Krankenhaus Schutz und Geborgenheit vermitteln können, war zu dem Ort geworden, an dem die Befreiung von der Depression stattfand. Dagegen wird das Zuhause gleichgesetzt mit dem Ort, an dem die Depression entstand. Um so wichtiger ist jetzt, dass Angehörige und Helfer wieder einen, aber jetzt neuen Zugang finden zu dem Menschen, der nicht mehr depressiv, aber noch sehr instabil in seinem Befinden und in der Beziehung zu anderen Menschen ist. Anfangs ist die regelmäßige Konsultation des Arztes für Psychiatrie wichtig, um die Medikation in richtiger Weise fortzuführen, vor allem nicht zu früh zu reduzieren oder gar abzusetzen.

Die psychotherapeutische Klinik

Während bei einer schweren akuten Depression eine psychiatrische Klinik schnell die richtige Hilfe gewähren kann, ist die psychotherapeutische Klinik nur für Patienten geeignet, die belastbar genug sind, um jeden Tag bei psychotherapeutischen Einzel- und Gruppenbehandlungen aktiv mitzumachen. Die Wartezeiten lagen im Jahr 1993 noch bei 6 Monaten bis zu 1 Jahr.

Deshalb ist der Weg in eine psychotherapeutische Klinik nur sinnvoll, wenn

a) in erreichbarer Entfernung (1 Std. Fahrzeit) kein Psychotherapeut zu finden ist,
b) die Wartezeit von der Anmeldung beim Psychotherapeuten bis zum Therapiebeginn mehr als 6 Monate beträgt,
c) eine ambulante Psychotherapie keine Besserung brachte.

Ist eine Kur sinnvoll?

Viele verwechseln die psychotherapeutische Klinik und die Kur. Die Kur ist keine Krankenhausbehandlung einer Krankheit, sondern dient z. B. der Erholung, wenn eine strapaziöse Krankheit und deren anstrengende Behandlung eigentlich schon überwunden ist. Deshalb ist eine Kur keine sinnvolle Maßnahme zur Depressionsbehandlung. Zuerst kommt die Behandlung, erst nach deren erfolgreichem Abschluss kann an eine Kur gedacht werden. Bei Depressionen ist die baldige Wiedereingliederung in den Arbeitsprozess, die berufliche Stabilisierung und der Aufbau regelmäßiger zwischenmenschlicher Alltagsbeziehung so vordringlich, dass eine Kur diesen wichtigen Schritt der Rehabilitation nur stören kann. Meines Erachtens ist eine Kur erst sinnvoll, wenn nach Beendigung der Depressionsbehandlung mindestens 6 Monate des Wiedereinlebens im beruflichen Alltag vergangen sind.

Möglichkeiten der Selbsthilfe

Zusätzlich zu der Inanspruchnahme beruflicher Helfer wie des Arztes für Psychiatrie oder des Psychotherapeuten können Sie vielleicht einiges tun, um selbst Ihrer Depression entgegenzuwirken.

Die drei wichtigen Prinzipien sind

1. Bewegung und Entspannung
2. Aktivität
3. Umgang mit Menschen

Sportliche Bewegung und körperliche Entspannung

Viele Patienten, die es schaffen, sich zu sportlicher Bewegung aufzuraffen, berichten, dass sie während des Sports und auch Stunden danach deutlich weniger depressiv waren. Auch wissenschaftliche Untersuchungen haben nachgewiesen, dass z. B. Jogging antidepressive Wirkung hat. Deshalb wird täglich mindestens 30 Minuten Lauftraining oder Circuit-Training empfohlen. Dabei ist wichtig, dass der Körper gut „warm läuft", man also ins Schwitzen kommt und der Kreislauf so in Schwung kommt, dass der Puls mindestens 10 Minuten lang deutlich spürbar erhöht ist (120-140 Pulsschläge pro Minute). Auch Wanderungen, ausgiebiges Schwimmen, Radfahren, überhaupt jedes richtige Durchbewegen des Körpers, auch durch Tanzen, wirkt antidepressiv.

Vielleicht ist körperliches „Durchbewegen" auch so stimmungsaufhellend, weil anschließend der Körper entspannen kann. Der Körper trägt und erträgt einen guten Teil der Depression und während der Körper weniger niedergedrückt ist, wird auch die Depression geringer.
Körperliche Entspannung hat sich in wissenschaftlichen Untersuchungen als sehr wirksam gegen Depression erwiesen. Diese wissenschaftlichen Ergebnisse sind leider bisher zu wenig in der Depressionsbehandlung umgesetzt worden. Sie können selbst ein Entspannungsverfahren lernen, z. B. in einem Volkshochschulkurs oder bei Ihrem Arzt, der autogenes Training oder progressive Muskelrelaxation als Kassenleistung auf Krankenschein durchführen kann. Nehmen Sie sich täglich 2-3 x 1/2 Stunde Zeit, z. B. morgens nach dem Aufstehen, mittags nach der Mahlzeit, abends, wenn Sie von der Arbeit nach Hause kommen. Wenn Sie zuvor Sport trieben, können Sie sich anschließend am besten entspannen. Lassen Sie es zur selbstverständlichen Gewohnheit werden wie Essen, Trinken und Schlafen – menschliche Bedürfnisbefriedigungen, die Sie auch nicht nach einigen Wochen einfach bleiben lassen.

Zum Körper gehört auch die **Sexualität**. Auch sie ist in der Depression niedergedrückt. Wenn es Ihnen gelingt, wieder Zugang zu ihr zu finden, so haben Sie mit ihr ebenfalls ein sehr wichtiges Antidepressivum zur Verfügung. Vielleicht gelingt es Ihnen, einige Stunden zu spüren, wie es ohne Depression sein kann, wie der depressive Schleier immer öfter und immer länger zerrissen wird.

Positive Aktivitäten

Am meisten ist ein Mensch seiner Depression ausgeliefert, wenn Körper und Seele zum Stillstand kommen. Antriebshemmung und Passivität sind Kardinalsymptome der Depressivität. Ihnen kann durch Aktivität verschiedenster Art entgegengewirkt werden. Da dies morgens oft besonders schwer fällt, wenn nicht dringliche Aufgaben zu erledigen sind, hilft es, am Abend zuvor einen „Aktivitätenplan" zu erstellen, der eine verbindliche

Übereinkunft mit sich selbst oder mit einer Vertrauensperson darstellt. Bei schweren Depressionen werden es wenige kleine und leichte Aktivitäten sein, bei leichten Depressionen mehr und umfassendere Aktivitäten. Dabei ist zu beachten, dass die Wahrscheinlichkeit sehr groß sein soll, das Vorhaben des Tages wirklich umzusetzen. Zum anderen sollten die Aktivitäten positiv sein, d. h. eine angenehme Erfahrung bringen oder zumindest ein angenehmes Gefühl, eine Aufgabe gut erledigt zu haben oder einem Ziel etwas näher gekommen zu sein. Mit positiven Aktivitäten sind nicht die Pflichten des Alltags gemeint. Im Gegenteil: Depressive Menschen lassen sich zu sehr von Pflichtaktivitäten davon abhalten, Dinge zu tun, die mittelfristig ihre Stimmung verbessern, nur weil sie kurzfristig Mühe, Angst und ein schlechtes Gewissen machen. Wenn es Ihnen auch so geht, besinnen Sie sich auf

Ihre einzige Pflicht: Genau das zu tun, was gesund macht.

Spüren Sie noch keine antidepressive Wirkung, so deshalb, weil Sie noch zu selten und zu wenig etwas Positives (für sich) getan haben. Wenn Sie 5 positive Aktivitäten pro Tag planen, so müssen dies keine großen Taten sein, wichtig ist die Bedeutung als positive Geste für sich selbst. Das kann mit einer bewusst wahrgenommenen Dusche beginnen, einem bewusst angenehm hergerichteten und eingenommenen Frühstück, fortgeführt mit einem Spaziergang nach dem Mittagessen, einer Entspannungspause vor dem Abendessen und abschließend mit einem 1/2-stündigen Dauerlauf. Jede Woche kann eine neue Aktivität hinzukommen wie eine Kaffeepause, Zeitungslektüre, Tagesschau ansehen, Körper eincremen, sich eine Kleinigkeit kaufen, ein Telefonat usw. Einmal pro Woche kann eine größere Aktivität geplant werden wie Kino-, Konzert- oder Theaterbesuch, Schwimmbad oder Saunagang. Dies sollten selbst geplante und selbst durchgeführte Aktivitäten sein, ein Mitgenommenwerden ist höchstens 1/10 wert, denn es fördert nicht das Gefühl von „Selbstwirksamkeit", demjenigen Anteil des Selbstwertgefühls, der das beste Antidepressivum ist.

Umgang mit Menschen

Sozialer Rückzug, das Verkriechen und Vermeiden jeglicher menschlicher Kontakte, ist ein weiteres Kardinalsymptom der Depression. Ihm entgegenzuwirken ist deshalb eines der drei wirksamsten Mittel gegen Depression. Ertappen Sie sich dabei, wieder einmal eine Unternehmung nur deshalb abgesagt zu haben, weil Sie unter Menschen hätten sein müssen? Versuchen Sie, wieder Einzug zu halten bei den Menschen. So sehr Sie sich am Anfang auch überwinden müssen. Beginnen Sie wieder, alte Kontakte und Beziehungen zu erneuern, zunächst kurze Telefonate, dann Treffen, schließlich gemeinsame Unternehmungen - bis Sie wie früher wieder mitten unter den Menschen sind. Waren es früher zu wenig Menschen oder zu wenig intensive Beziehungen, und haben Sie inzwischen wieder das Wohltun zwischenmenschlicher Kontakte und Begegnungen wahrnehmen gelernt, so sollten Sie jetzt nicht Halt machen, sondern versuchen, neue Kontakte herzustellen, um allmählich zu neuen und befriedigenden Beziehungen zu gelangen. Beginnen Sie mit Menschen, denen Sie ohnehin täglich begegnen und die Ihnen sympathisch sind, Gespräche auf persönlicher Ebene zu führen, sie einzuladen, gemeinsame sportliche, kulturelle oder sonstige Freizeitaktivitäten zu vereinbaren.

Schaffen Sie sich allmählich einen Freundeskreis

- in dem Sie selbst gesellig aktiv die Freundschaften gestalten und pflegen
- wiederum verbunden mit der Erfahrung „von Selbstwirksamkeit".

So nehmen Sie ihre Fähigkeiten war, sich befriedigende zwischenmenschliche Beziehungen zu schaffen und zu unterhalten.

Bei leichten Depressionen kann die Selbsthilfe um drei weitere Schwerpunkte ergänzt werden:

4. Umgang mit Ihren Gedanken
5. Umgang mit Ihren Gefühlen
6. Umgang mit Ihren Bedürfnissen

Umgang mit Gedanken

Sie erleben selbst jeden Tag, wie Ihr Denken unentwegt das Leben und die Welt in den schwärzesten Farben malt. Wie alle Menschen halten Sie auch Ihre Gedanken für wahrheitsgemäße Sichtweisen der Welt. Es fällt Ihnen schwer, diese düsteren Gedanken in Frage zu stellen – so zweifelsfrei, wahr und richtig erscheinen sie Ihnen. Und doch ist jeder Gedanke nur ein depressives Symptom. Eine verzerrte falsche Nachricht, die korrigiert werden muss.
Gehen wir der Reihe nach vor:

1. Sie denken z. B. „ich war schon immer ein Versager".

2. Machen Sie sich klar, dass dieser Gedanke **nur ein Gedanke, nicht Realität ist.**

3. Erinnern Sie sich, dass es ein **depressiver, also verzerrter Gedanke ist.**

4. Denken Sie, was ein Mensch, dem Sie vertrauen können, statt dessen sagen oder denken würde, z. B. „Neben deinen Misserfolgen, die auch nicht größer sind als meine, hast du ausreichend viele Erfolge gehabt. Du bist ein ebenso wertvoller Mensch wie ich."

5. Wenn sich Ihnen trotzdem wieder Ihr depressiver Gedanke aufzwingt, erinnern Sie sich, dass der Symptomgedanke wieder gekommen ist, sagen Sie sich: „mein Gedankensymptom ist wieder da. Dieser Gedanke kommt nicht aus der Realität, sondern aus der Depression – ist nur ein depressives Symptom".

6. Versuchen Sie wieder an die nicht depressive Realität zu denken, z. B. „ich habe auch Erfolge gehabt." Auch wenn Sie diesen Gedanken nicht Glauben schenken können, denken Sie ihn trotzdem.

Depressive Gedanken machen depressiv, realistische Gedanken vertreiben allmählich die Depression.
Auch wenn es Ihnen so schwer fällt, wie Wasser den Berg hinauffließen zu lassen - es ist jetzt Ihre Aufgabe, das zu tun, was von der Depression wegführt, notfalls tausendmal, wie ein leckes Boot mit einer Tasse von immer wieder eindringendem Wasser zu befreien. Manchmal hilft es, schriftlich realistische Gedanken zu sammeln, sie immer wieder durchzulesen, denn die Depression lässt sie nicht in bewusste Erinnerung gelangen:

Datum	Situation	Depressiver Gedanke	Realist. Gegengedanke
10.09.93	Mein Chef gibt mir eine Arbeit	„Das werde ich nicht nicht schaffen"	Bisher ging diese Arbeit immer gut
11.09.93	In der Kaffeepause	„Ich bin für andere nur eine Belastung"	Es ist gut unter Kollegen zu sein

Hinter der depressiven Sicht des Selbst und der Welt verbirgt sich oft eine Überlebensregel, die uns abverlangt, nicht befolgbare Gebote zu befolgen und nicht einhaltbare Verbote einzuhalten. Vielleicht gelingt es Ihnen, eine solche **depressiv machende Überlebensregel** als große Überschrift über Ihren Gedanken zu entziffern.

Beispiele sind:
„Nur wenn ich eine perfekte Leistung bringe, bin ich ein wertvoller Mensch".
„Nur wenn ich immer alle Pflichten erfülle, bin ich schätzenswert."
„Nur wenn ich immer auf eigene Wünsche verzichte, bin ich ein liebenswerter Mensch."
„Nur wenn ich ganz auf die Wünsche anderer eingehe, werde ich akzeptiert."
„Nur wenn ich alles unterlasse, was den Unmut mir wichtiger Menschen hervorrufen würde, bin ich willkommen."

Vielleicht ist Ihre Überlebensregel nicht ganz so extrem formuliert wie „immer" oder „alles". Sie ist eventuell trotzdem zu starr und zu unnachgiebig.

Wenn Ihre depressiven Beschwerden bereits am Abklingen sind, so ist jetzt eine wichtige **Aufgabe** für Sie
entgegen der Überlebensregel zu handeln,

um zu erfahren, dass Sie trotzdem überleben, um zu erfahren, dass Sie Verantwortung für Ihr Handeln übernehmen können,
d. h. um zu beweisen, dass die Regel falsch ist, Sie sich künftig nicht mehr unter ihr Joch stellen müssen. Das macht zunächst Angst und Schuldgefühle, tun Sie es trotzdem.
Damit kommen wir auch schon zu unserem nächsten Schwerpunkt, dem Umgang mit Gefühlen.

Umgang mit Gefühlen

Ihr Umgang mit Gefühlen ist in zweierlei Hinsicht von Bedeutung, zum einen der Umgang mit den depressiven Gefühlen (Angst, Hoffnungslosigkeit, Hilflosigkeit, Schuldgefühle, Pflichtgefühl, Gefühl der Gefühllosigkeit, Lebensmüdigkeit) und zum anderen - wenn die Depression schon am Abklingen ist, der Umgang mit nicht-depressiven Gefühlen (Freude, Ärger, Wut, Unternehmungslust, Liebe usw.).

a) Umgang mit depressiven Gefühlen

Gefühle braucht der Mensch, um bewusst wahrnehmen zu können, ob die momentane äußere Situation oder der momentane innere Zustand änderungsbedürftig ist.
Gefühle, die mit Wohlbehagen einhergehen, zeigen uns an, dass es so bleiben kann, wie es ist bzw. dass wir so weitermachen können wie bis-

her. Gefühle, die mit Missbehagen einhergehen, veranlassen uns, etwas zu tun, um das Missbehagen zu beenden. Gerade das leisten depressive Gefühle nicht: sie veranlassen uns zu depressivem Verhalten, verhindern also, dass wir etwas gegen die Depression tun. Sie vertiefen dadurch unsere Depression.

Deshalb ist Ihre **Aufgabe**
nichts zu tun, wozu depressive Gefühle Sie bringen wollen.

Im Einzelnen führen depressive Gefühle wie
  Angst zu Vermeidung,
  Hoffnungslosigkeit und Hilflosigkeit zu Passivität,
  Schuldgefühle zum Unterdrücken selbstbezogener Handlungen, Pflichtgefühl zu immerwährenden Anstrengungen und Arbeiten für andere,
  Lebensmüdigkeit zu Selbstmordabsichten.

Ihre Aufgabe lässt sich positiv formulieren:

Statt Vermeidung tun Sie künftig das, was Angst macht,
z. B. unter die Menschen gehen,

statt Passivität planen Sie positive, angenehme Aktivitäten
und führen diese durch,

statt angestrengter Pflichterfüllung machen Sie eine Zeit lang „Dienst nach Vorschrift" und denken „egoistisch" an sich,

statt Flucht in den Tod stellen Sie sich dem Leben, z. B. durch den Mut, entgegen den alten Überlebensregeln zu handeln und dadurch neue Problemlösungen finden zu dürfen und sich neue Lebensgestaltungen zu eröffnen, die bisher verboten oder bedrohlich erschienen.

b) Umgang mit nicht-depressiven Gefühlen

Meist sind nicht-depressive Gefühle wie Ärger und Wut, aber auch Trauer für den depressiven Menschen verbotene Gefühle. Sie sind verboten, weil sie zu einer verbotenen Handlung führen würden, z. B. zu Handeln aus Trotz, Pflichtvergessenheit, Selbstliebe, Egoismus, Genussfreude. In der Regel sind all diejenigen Gefühle verboten, die selbstbezogen sind, den eigenen Bedürfnissen und Interessen Geltung verschaffen würden. Sie würden zum mutmaßlichen Konflikt mit einer Ein- und Unterordnung der fordernden Umwelt führen. Dieser Konflikt wird befürchtet. Es scheinen Strafaktionen der anderen Menschen, wie ewige Ablehnung, Kritik, Verlassen werden zu drohen. Meist werden diese befürchteten Folgen gar nicht zu Ende gedacht, es bleibt bei einem nebulösen Unbehagen, das erst beendet wird, wenn das verbotene Gefühl abgeschaltet wird. Wenn Sie nun versuchen, diese Gefühle wieder einzuschalten, werden prompt das Unbehagen oder gar Angst oder Schuldgefühle sich dazugesellen.
Ihre **Aufgabe** ist es nun, trotzdem

bei Ihrem Gefühl zu bleiben (z. B. Ärger, Wut)

sich Ihre Gefühle zu erlauben

und die Verantwortung für Ihre Gefühle zu übernehmen.

Sie werden vielleicht hoffen, dass Ihre Ärgerreaktion beim Gegenüber zu großmütiger Geste führt: „Ich hab dich trotzdem lieb". Dies ist unrealistisch. Wenn Sie einem anderen wehtun, wird er „au" schreien, wenn Sie ihn angreifen, wird er sich wehren. Diese verständlichen Reaktionen des anderen gilt es auszuhalten. Sie sind immer nur vorübergehend. Später vertragen Sie sich wieder und spüren oft, dass Ihnen mit mehr Respekt und Achtung begegnet wird, d. h. Ihre zunehmende Wehrhaftigkeit führt zu einer größeren Qualität Ihrer zwischenmenschlichen Beziehungen. Dies ist aber nur die Hälfte Ihrer neuen Erfahrungen.

Die andere Hälfte ist schwerer zu verkraften. Denn vermutlich haben Sie sich bisher vorwiegend mit Menschen zusammengetan, die Sie aufgrund Ihrer Selbstlosigkeit, Bescheidenheit, Nachgiebigkeit und Ihres Pflichtbewusstseins geschätzt haben. Für diese waren Sie ein bequemer Zeitgenosse – vielleicht sind Sie von ihnen ausgenutzt worden. Diese Menschen werden sich nun von Ihnen abwenden – entscheiden Sie selbst, wie groß ihr Verlust für Sie wirklich ist. Meist sind diese Menschen schnell ersetzt durch neue, wirkliche Freunde, die Sie schätzen, so wie sie sind und nicht mit dem Gewinn, den sie ihnen bringen.

Umgang mit Bedürfnissen

Sie sind depressiv geworden, weil Sie sich in Ihrem bisherigen Leben nicht getraut haben, gut genug für die Befriedigung Ihrer Bedürfnisse zu sorgen. Ähnlich wie bei Ihren nicht-depressiven Gefühlen ist eben diese jahrelange Vernachlässigung nur gelungen, weil Sie verlernt haben, Ihre Bedürfnisse wahrzunehmen. Wenn Sie also jetzt versuchen, alle Bedürfnisse aufzuzählen, die wichtig für ein gesundes und erfülltes Leben sind, so trauen Sie sich nicht über den Weg. Da fehlen vielleicht noch die wichtigsten Bedürfnisse. Es wird mir natürlich nicht gelingen, Ihnen zu beweisen, dass Sie Bedürfnisse haben, die Sie gar nicht spüren. Bleiben wir bei allgemeinen Betrachtungen. Es gibt Bedürfnisse, die für das bloße Überleben notwendig sind, und solche, die dem Leben Qualität oder Sinn geben, deren Befriedigung aber lange Zeit aufgehoben werden kann. Am einfachsten ist es, menschliche Bedürfnisse von der Geburt des Menschen an zu verfolgen. Für das allein noch nicht lebensfähige Kind, das abhängig von den Eltern ist, sind wichtig:

1. Willkommen sein, Dazugehören
2. Geborgenheit und Wärme
3. Schutz, Sicherheit, Zuverlässigkeit
4. Aufmerksamkeit, Beachtung
5. Liebe

6. Verständnis
7. Anerkennung, Wertschätzung, Bewunderung
8. Selbst machen dürfen und können
9. Selbstbestimmung, Freiraum
10. Gefördert werden, gefordert werden
11. Normen und Grenzen gesetzt zu bekommen
12. Ein Vorbild haben
13. Intimität, Erotik, Hingabe
14. Ein Gegenüber (Beziehung)

Nur wenn die ersten 6 (regressiven oder Abhängigkeits-)Bedürfnisse ausreichend befriedigt wurden, kann sich ein Mensch den Luxus leisten, sich den nächsten (progressiven oder Unabhängigkeits-)Bedürfnissen zuzuwenden. Depressive Menschen haben in ihrem bisherigen Leben immer auch um die Befriedigung der ersten 6 Bedürfnisse gekämpft. Allgemein geht es bei ihnen immer noch darum, in dieser Welt anzukommen, von den Menschen an- und aufgenommen zu werden. Sie hatten in ihrem bisherigen Leben gar keine Chance, sich als allein lebensfähiges, lebenstüchtiges Wesen zu erfahren und haben ihr Bemühen noch ganz danach ausgerichtet, sich die positive Zuwendung und Zuneigung des anderen Menschen zu erarbeiten. Es scheint so, als ob es sich um eine Konkurrenz verschiedener Bedürfnisse handelt – ein Entweder/Oder:

Entweder ich trachte nach Befriedigung meiner 6 Abhängigkeitsbedürfnisse,
dann muss ich auf die Befriedigung meines Unabhängigkeitbestrebens verzichten,
oder ich befriedige meine Unabhängigkeits-Bedürfnisse, dann verliere ich die Chance auf Befriedigung meiner Abhängigkeitsbedürfnisse (Geborgenheit, Schutz, Wärme, Beachtung, Anerkennung, Bestätigung usw.).

Für depressive Menschen ist es ein unlösbarer Konflikt. Es sei denn, sie riskieren es, zu prüfen, ob diese Entweder/Oder-Regel wirklich stimmt.

Ihre **Aufgabe** ist es,

künftig so viel wie möglich für die Befriedigung Ihrer Unabhängigkeits-Bedürfnisse zu tun,

und nur noch so viel wie nötig für die Befriedigung Ihrer Abhängigkeits-Bedürfnisse zu tun.

Machen Sie dadurch eine doppelte Erfahrung:

1. Sie brauchen heute als Erwachsener viel weniger Abhängigkeitsbedürfnisse befriedigen als Sie bisher glaubten.
2. Die Entweder/Oder-Regel ist falsch: Durch Unabhängigkeitsstreben verlieren Sie nicht automatisch das Anrecht auf Befriedigung Ihrer Abhängigkeits-Bedürfnisse. Das Entweder/Oder ist zu ersetzen durch ein **und**:

„Ich kann nach Unabhängigkeit streben **und** meine Abhängigkeitsbedürfnisse befriedigen".

Wenn Sie versuchen, dies in die Tat umzusetzen, werden Sie wieder Ihrer Angst und Ihren Schuldgefühlen begegnen, die mit aller Macht versuchen, Ihr Unterfangen zum Scheitern zu bringen. Es gilt, sich von diesen depressiven Gefühlen nicht steuern zu lassen, ihnen die verhaltenssteuernde Funktion zu nehmen und statt dessen aus Ihren nicht depressiven Gefühlen heraus zu handeln, die Ihnen helfen, das zu tun, was zu einer ausgewogenen Erfüllung Ihrer Wünsche führt. Bedenken Sie, dass Sie dadurch nicht unsozial, unkollegial oder gar unmenschlich werden.
Das Gegenteil ist der Fall: Sie werden zunehmend fähig zu einer reifen, erwachsenen Beziehungsgestaltung, in der ein gleichberechtigter Austausch stattfindet, ein ausgeglichenes Geben und Nehmen und eine ständige gegenseitige Bereicherung. Je mehr Sie Ihr Selbst wachsen und entfalten lassen, je reicher Ihr Selbst wird, um so mehr können die anderen Menschen an diesem Reichtum teilhaben, um so schätzenswerter und attraktiver werden Sie für den anderen Menschen.

Nach der Depression ...

Die bisherigen Ausführungen bezogen sich auf den Weg aus der Depression. Wenn Sie nun schon monatelang keine depressive Verstimmung gehabt haben, also wieder richtig leben, so kann sich zweierlei einstellen: Zum einen die Angst vor dem Rückfall: „Das war so schrecklich, das will ich nie wieder erleben." Zum anderen der Wunsch, sich persönlich weiter zu entwickeln, nicht bei dem bisher Erreichten stehenbleiben zu wollen. Beide Anliegen münden in das gleiche Vorhaben:

Der für Depression anfällige Mensch soll der Vergangenheit angehören.

Sie können eine persönliche Weiterentwicklung erreichen durch

- Beitritt oder Gründung einer Selbsthilfegruppe
- Ausgewählte Nutzung des großen Angebots an psychologischen und psychotherapeutischen Abend- und Wochenendkursen und Seminaren.
- Sie können auch psychotherapeutische Verfahren im engeren Sinne nutzen, die dann allerdings keine von der Krankenkasse bezahlte Krankenbehandlung mehr ist, sondern Selbsterfahrung und Selbstentwicklung:

1. Teilnahme an einer 2 Jahre lang laufenden Gruppentherapie
2. Einzel- und Gruppentherapie eines z. B. humanistischen oder tiefenpsychologischen Psychotherapieverfahrens (Gestalttherapie, Transaktionsanalyse, Bioenergetik, Psychodrama, konzentrative Bewegungstherapie) – meist im Umfang von etwa 100 Stunden.
   Bei Einzelbehandlung müssen Sie mit 80,– Euro pro Stunde rechnen, bei Gruppen mit 40,– Euro pro Doppelstunde (90 Minuten).

Hier soll stellvertretend für andere Verfahren kurz die **konzentrative Bewegungstherapie (KBT)** erwähnt werden: KBT ist ein „sanftes" Verfahren der Körper-Psychotherapie, das auf den Prinzipien der Körper- und Selbstwahrnehmung beruht und von der Entwicklung der Beziehung zum Körper und zum Selbst ausgeht. Im Gegensatz z. B. zur zielorientierten und Fertigkeiten einübenden Verhaltenstherapie findet ein „Üben ohne Üben" statt. Sich in Bewegung durch Raum und Zeit bewusst wahrzunehmen, kann die Entwicklungsgeschichte der eigenen Psyche bereits aus der Zeit vor der Entstehung des sprachlichen Denkens nacherlebt werden. Dem sprachlichen Gedächtnis nicht zugängliche szenische und körperbezogene Erinnerungen schaffen den Zugang zu Schlüsselerfahrungen oder auch nur zu einem verstehenden Nacherleben frühkindlicher Erlebnisweisen, Bedürfniskonstellationen und Störungsmöglichkeiten sowie deren unmittelbare Auswirkungen auf die Psyche des Kindes. Sich selbst mehr und mehr bewusst wahrnehmen und verstehen können, aber auch neu begreifen und neue Bewegung in sich zulassen und erproben können, sind die leibnahen Erfahrungsgewinne durch konzentrative Bewegungstherapie. Als Beispiel diene Herr K., der von der Therapeutin das Angebot erhält, sich einen Ball für sich auszusuchen. Er greift zunächst spontan zu einem Hartgummiball mit Noppen – dieser weckt in ihm die Assoziation „Seemine" und er legt ihn schnell beiseite. Anschließend greift er nach einem Plüschball, der ihn an seinen Teddybären aus dem Kindergartenalter erinnert. Er kann so seinen noch bestehenden starken Bedürfnissen nach Wärme und Geborgenheit nachspüren und es aussprechen. Der zur Seemine gemachte Ball gibt ihm die Möglichkeit, sein Vermeiden jeglicher Aggression zu betrachten.

Wo und wie finde ich was?

Ärzte für Psychiatrie kann Ihnen Ihr Hausarzt, die kassenärztliche Vereinigung und Ihre Krankenkasse nennen, ebenso ärztliche Psychotherapeuten und psychologische Psychotherapeuten, deren Behandlung von der Krankenkasse übernommen wird. Der Blick ins Branchenfernsprechbuch hilft hier dagegen nicht weiter. Die Zahl der darin inserierenden Psychotherapeuten ist meist riesengroß. Die Werbetexte geben keinerlei Aufschluss über die Qualifikation des inserierenden Psychotherapeuten. Wenn Sie nicht auf die Bezahlung Ihrer Psychotherapie durch die Krankenkasse angewiesen sind, so fragen im Bekanntenkreis nach Empfehlungen.

Scheuen Sie diese Frage nicht, Sie werden sich wundern, wie viele Menschen schon Psychotherapie in Anspruch genommen haben.

Psychiatrische Kliniken und Psychotherapiekliniken kennt der Arzt für Psychiatrie, aber auch Ihre Krankenkasse. Wenn in der für Sie zuständigen Filiale Ihrer Krankenkasse keine ausreichenden Informationen vorliegen, so bitten Sie den Leiter der Zweigstelle, bei der Landesgeschäftsstelle Auskünfte einzuholen.

Selbsthilfegruppen, so sie in Ihrer Region existieren, kennt Ihr Arzt für Psychiatrie und Ihr Psychotherapeut.

Zusätzlich zu medizinischen Einrichtungen können Sie in folgenden **Beratungsstellen und Ambulanzen** Informationen einholen (hier kann nur eine kleine Auswahl getroffen werden und keine vollständige Aufzählung erfolgen):

Institute für Verhaltenstherapie:
a) Teltower Damm 7, 14169 Berlin, Tel. 030-8112044
b) Stresemannstr. 4, 68165 Mannheim, Tel. 0621-449577
c) Schwanallee 50, 35073 Marburg/Lahn, Tel. 06421-27672
d) Bombergallee 20, 31812 Bad Pyrmont, Tel. 05281-619-0
e) Cranger Str. 129, 45891 Gelsenkirchen, Tel. 0209-76490
f) Marientalstr. 12, 48149 Münster, Tel. 0251-277525
g) Waldhäuserstr. 48, 72076 Tübingen, Tel. 07071-610838
h) Universitäts-Krankenhaus Eppendorf, Martinistr. 52, 20251 Hamburg, Tel. 040-468-4225
i) Engelbertstr. 44, 50674 Köln, Tel. 0221-2402556

Weitere Informationen erhalten Sie im Centrum für Integrative Psychotherapie CIP, Rotkreuzplatz 1, 80634 München, Tel. 089-1307930, E-Mail: info@cip-akademie.de.
Ich selbst biete Selbsterfahrungsgruppen auf Selbstzahlerbasis an: 089-120 222 77.

Empfohlene Literatur

Hans-Ulrich Dombrowski : Wieder Zuversicht gewinnen – Praktischer Ratgeber Depression. Eine Depression ist ein Leiden, das sich durch verschiedene Symptome bemerkbar machen kann, wie eine traurige Stimmung, Rückzugstendenzen, Lust- und Energielosigkeit. Aber auch körperliche Beschwerden wie Druck- und Engegefühl in der Herzgegend oder Schmerzen in den Gelenken können auftreten. Hier werden Ihnen neue und bewährte Ansätze der Depressionsbewältigung vorgestellt, die Ihnen helfen sollen, depressive Krisen zu bewältigen und wieder Lebensfreude zu erleben.

Hans-Ulrich Dombrowski : Angst erfolgreich überwinden – Effektive Strategien zur Angstbewältigung. Aktuell leiden 8 Millionen Bundesbürger an einer behandlungsbedürftigen Angsterkrankung. Angst kann sich als schleichender Prozess entwickeln oder aber plötzlich als Panikreaktion mit heftiger körperlicher Begleitsymptomatik in Erscheinung treten. Eine Angsterkrankung ist jedoch kein Schicksal, dem man wehrlos ausgesetzt ist. In diesem Ratgeber zeigt der erfahrene Psychotherapeut Dr. Hans-Ulrich Dombrowski Wege und Strategien der Angstbewältigung auf. Es ist ein Buch aus der Praxis, das Betroffenen Mut machen möchte, wieder an sich zu glauben, um verlorengegangene Lebensqualität zurückzugewinnen.

Hans-Ulrich Dombrowski: Lösungswege bei Alkoholproblemen Alkoholmissbrauch und Abhängigkeitsentwicklungen stellen für die Betroffenen und ihr Umfeld ein hohes Maß an psychischer Belastung und Anforderung dar. Im vorliegenden Buch wird ein Modell vorgestellt, das Alkohol- und Medikamentenabhängigkeit als fehlgeschlagenen Versuch versteht, mit den anfallenden Problemen erfolgreich umzugehen. Es wird Ihnen gezeigt, wie sich eine Alkoholproblematik entwickeln kann und welche Möglichkeiten ihrer Bewältigung und Kontrolle bestehen.

Willi Ecker: Die Krankheit des Zweifelns – Wege zur Überwindung von Zwangsgedanken und Zwangshandlungen. Auch heute noch findet nur circa jeder vierte Zwangserkrankte zu einer fachgerechten Behandlung. Der Autor zeigt, wie effektive Behandlungsmethoden helfen, die Krankheit in den Griff zu bekommen. Er stellt sehr detailliert die Symptome, den Menschen und die Therapiemöglichkeiten dar.

Christoph Eschenröder: Selbstsicher in die Prüfung. Ein Ratgeber, der Betroffenen und Helfern den Umgang mit dieser häufigen Angst leichter macht. Millionen von Menschen sind jährlich mit Prüfungen und prüfungsähnlichen Leistungssituationen (z. B. Klassenarbeiten, Bewerbungsgesprächen, sportliche Wettbewerbe) konfrontiert. Viele empfinden Prüfungen und Prüfungsvorbereitungen als eine Qual. Die Furcht vor Prüfungen hindert sie daran, ihre Fähigkeiten gerade dann voll zu entfalten, wenn es darauf ankommt. Dieses Buch möchte zeigen, dass wir keine hilflosen Opfer unserer Ängste sind. Auch Sie können es lernen, Angst erzeugende Einstellungen zu überwinden und mit mehr Selbstsicherheit in Prüfungen zu gehen

Dieter Schwartz: Gefühle verstehen und positiv verändern. Ein Lebenshilfebuch zur Rational-Emotiven Verhaltenstherapie. Alle Menschen leiden bisweilen unter unangenehmen Gefühlszuständen wie Depression, Angst, Wut und Schuldgefühlen. Daraus resultieren oft selbstschädigende Verhaltensweisen, die private und berufliche Schwierigkeiten auslösen. Es sind jedoch nicht die Ereignisse an sich, sondern die Sichtweisen des Menschen, die unglücklich machen. Der Autor, einer der führenden rational-emotiven Trainer, erläutert verständlich und klar die ABC-Theorie über den Zusammenhang von Denken, Fühlen und Verhalten. Damit wird es möglich, die scheinbaren Fesseln der Vergangenheit abzuwerfen, Angstzustände, Aggressionen und depressive Verstimmungen zu überwinden, kreative Alternativen zu finden und mehr Glück und Zufriedenheit zu erlangen.

M. Schou: Lithium-Behandlung der manisch-depressiven Krankheit. Information für Arzt und Patienten. Thieme-Verlag 1980

Ingrid Sender: Ratgeber Borderline-Syndrom – Wissenswertes für Betroffene und Angehörige. Betroffene und Angehörige finden hier eine Beschreibung aller Symptome und Beschwerden, die zum Krankheitsbild gehören. Dem therapeutischen Ansatz liegt die Dialektisch-Behaviorale Therapie von Marsha Linehan zugrunde, der es gelang, Einfühlungsvermögen und Zielstrebigkeit in der Therapie zu vereinen.

Serge K. D. Sulz: (Hrsg.): Verständnis und Therapie der Depression. Mit Tagebuchaufzeichnungen einer depressiven Frau und Beiträgen international anerkannter Autoren, teils mit ausführlichen Fall- und Therapieberichten. Ernst Reinhardt Verlag

Serge K. D. Sulz: Praxis-Manual zur Strategischen Veränderung des Erlebens und Verhaltens. Zwei Bücher in einem: Praxis-Manual zur Strategischen Entwicklung des Selbst und der Beziehungen. Und: Experimentierbuch mit einem 25-Wochenprogramm und 34 Experimenten, die sich auf die Arbeitsblätter im Praxis-Manual beziehen und deren Vertiefung und Weiterführung sind. Das Buch lässt verstehen, dass Ihre Symptome eine kreative Schöpfung Ihrer Psyche sind, wie Sie ein Mensch wurden, der sich und andere durch Symptombildung schützt, gibt Einblick in das komplexe Wechselspiel Ihrer Gefühle, Bedürfnisse, Gedanken und Werte, zeigt, dass Sie durch Ihre zentrale Angst bestimmt werden, versetzt Sie in die Lage, den Geheim-Code Ihrer Überlebensstrategie zu entziffern, weist den Weg aus dem Teufelskreis unbefriedigender Beziehungsgestaltung, öffnet das Auge, die Chance der Selbst-Entwicklung wahrzunehmen, eröffnet durch größeren Reichtum an Gefühlen einen Reichtum an Leben.

Serge K. D. Sulz: Als Sisyphus seinen Stein losliess. Oder: Verlieben ist verrückt. Wir können vor diesem Buch nur warnen, wenn Sie alles so lassen wollen, wie es ist. Nach dieser Lektüre sind einige Illusionen endgültig verloren, bequeme „ich-schaffe-es-ja-doch-nicht"-Haltungen unglaubwürdig geworden. Ein Buch für Therapeuten und ihre Patienten, ebenso wie für jeden Menschen, der neugierig auf sich selbst ist.

Heribert Unland: Raucher-Ratgeber: Nichtraucher werden und bleiben: Mit frischem Wind gegen den blauen Dunst. Aus den zehnjährigen Erfahrungen eines Diplom-Psychologen in der Durchführung von Raucherentwöhnungstherapien. Das beinhaltet die derzeit erfolgreichsten Methoden. Damit wird Ihre Entwöhnung zwar nicht einfach – das geht auch nicht mit der besten Methode – aber einfacher als Sie denken.

Teil 2

Den Weg aus der Depression gehen

Neuere Entwicklungen in der Depressionstherapie

Die kognitive Verhaltenstherapie hat in den letzten fünfzehn Jahren ihre Ansatzpunkte erheblich erweitert (Sulz 2000). Neuere Studien zeigen, dass Menschen, die noch nie eine Depression hatten, ebenso viele dysfunktionale Gedanken haben wie Menschen, die bereits an einer Depression erkrankt waren. Der einzige Unterschied zwischen diesen beiden Gruppen bestand darin, dass die gleichen Gedanken bei den früher depressiven Menschen eine Stimmungsverschlechterung auslösten. Dies legt nahe, dass nicht kognitive Fehlhaltungen vorliegen, sondern dass eine emotionale Dysregulation vorliegt (Sulz 1998). Nachdem entdeckt worden war, dass die Kognitionen ein sehr günstiger Ansatzpunkt des Eingreifens in der depressiven Reaktionskette sind, wird nunmehr die direkte Modifikation von Emotionen und des Umgangs mit Gefühlen und mit Beziehungen (Sulz 1998, Sulz und Lenz 2000, Sulz und Heekerens 2002) zunehmend zum Inhalt der Therapie. Um den optimalsten Angriffspunkt der Therapie zu finden, wird eine Funktionsanalyse der Symptomentstehung und -aufrechterhaltung durchgeführt. Es wird von der Dominanz der kognitiven Betrachtungen abgegangen und Emotionen, Bedürfnisse und Beziehungen gleichwertig in den Vordergrund gerückt. Das Verfahren der Exposition, das sich in der Angst- und Zwangstherapie als sehr erfolgreich herausgestellt hatte, wurde auch bei der Modifikation anderer Emotionen eingesetzt, z. B. Schamexposition bei sozialen Phobien, Wutexposition bei Borderline-Patientinnen. Auch bei einem depressiven Menschen ver-

schwindet der depressive Affekt (Gefühl) für kurze Dauer, wenn es gelingt, eine ausreichend intensive konkurrierende Emotion zu evozieren. So wurde die Beobachtung gemacht, dass sowohl über Imaginationen als auch während Rollenspielen das Wahrnehmen von Ärger auf den Interaktionspartner einen antidepressiven Effekt haben kann.
Man kann die depressive Verstimmung bezüglich ihrer Folgen auf die Psyche des Menschen betrachten. Was verändert die Verstimmung im Handeln und Erleben des Menschen? Diese Konsequenzen können probatorisch als die Funktion der Depression betrachtet werden. Die Verstimmung dient dazu, diese Veränderungen herbeizuführen – sofern sie Vorteile beinhalten.

Was unterscheidet Gefühle und Stimmungen? Gefühle wie Freude, Wut, Trauer beziehen sich auf ein Ereignis, beziehen sich auf einen Menschen, sind Reaktion auf dessen Verhalten, beginnen rasch, ändern sich schnell, können sehr intensiv werden und sie haben eine kurze Dauer (Minuten).
Stimmungen wie Depressivität, Gereiztheit, beziehen sich auf kein Ereignis, beziehen sich auf keinen Menschen, sind keine Reaktion auf dessen Verhalten, beginnen nicht rasch, ändern sich nicht schnell, werden nicht so intensiv und sie haben nicht so kurze Dauer.
Sieht man diese Unterschiede nicht kausal sondern teleologisch bzw. funktional, so kann die heuristische Aussage formuliert werden: Die Funktion einer Verstimmung besteht in der Vermeidung der nachteiligen Folgen von intensiveren Gefühlen. Stimmungen wie Depressivität, Gereiztheit vermeiden den Bezug auf ein Ereignis, vermeiden den Bezug auf einen Menschen, vermeiden die Reaktion auf dessen Verhalten, vermeiden eine rasche Antwort darauf, vermeiden emotionsgeladene Handlungen und vermeiden intensive Gefühle. Dafür dauern sie erheblich länger.
Dies führt zu einer Annahme über die Funktion von Depression: Depression ist ein Vermeidungsverhalten. Sie dient der Vermeidung von intensiven Gefühlen (Schmerz, Wut, Trauer) und von affektiven Handlungen. Sie wird aufrecht erhalten durch negative Verstärkung (Verhindern eines aversiven Ereignisses).

Und diese Annahme führt zu folgenden Behandlungsstrategien: Wenn die Strategie der Depression darin besteht, Gefühle durch Depression zu ersetzen, so besteht die Therapiestrategie darin, Depression durch Gefühle zu ersetzen. Dies erfolgt nach dem Prinzip der Exposition. Wir können den vier großen Gefühlskategorien folgend von einer Freude-, Angst-, Ärger- und Trauerexposition sprechen. In einem zweiten Schritt lernt der Patient mit diesen Gefühlen umzugehen, in der Regel durch kognitive Selbststeuerung und durch kompetente Interaktions- und Beziehungsgestaltung. Damit hat die Therapie drei Schwerpunkte:
- Emotionsexposition
- Aufbau kognitiver Selbststeuerung der Gefühle
- Aufbau kompetenter Interaktions- und Beziehungsgestaltung.

Bei schwereren Depressionen ist aktivierenden Maßnahmen vor kognitiven Maßnahmen der Vorzug zu geben

Zur Rückfallprophylaxe sind Fortführungsmaßnahmen dringend erforderlich
- insbesondere bei endogenen Depressionen mit häufigen Episoden
- und bei chronifizierten Depressionen.

Ressourcenorientierung in der Therapie der Depressionen

Eine große wissenschaftliche Untersuchung von Depressionstherapien ergab: Kognitive Therapie wirkt am besten bei kognitiv kompetenten Menschen. Interpersonelle Therapie wirkt am besten bei interpersonell kompetenten Menschen.
D. h. keine Therapieform bewirkt Erfolge, die ihrem Therapiekonzept entsprechen. Kognitive Therapie geht davon aus, dass sie Patienten hilft, ihre depressionsbedingten kognitiven Verzerrungen zu beheben und ihr Denken wieder auf das Niveau nichtdepressiver Menschen zu bringen. Das konnte in der genannten Studie aber nicht belegt werden. Vielmehr half die Kognitive Therapie Patienten, ihre kognitiven Ressourcen als an-

tidepressive Strategie einzusetzen. Dies gelang bei kognitiv kompetenten Patienten am besten. Das heißt, dass kognitive Therapie am besten bei Menschen wirkt, die wenig kognitive Defizite haben.

Analoges gilt für die Interpersonelle Therapie.
Also müsste die Indikationsstellung für die beiden Therapien auf den Kopf gestellt werden (Sulz 1994, 1995, 2001):

Fazit zu neueren Tendenzen
Aufgreifen von vorhandenen Stärken (**Ressourcen**)
Aktiver Umgang mit **Gefühlen** (emotionale Kompetenz)
Aktiver Umgang mit **Beziehung** (interaktive Kompetenz)
sind Wege und zugleich Ziele der Therapie.

Hilfreiches Medium ist sehr oft der Einsatz funktionaler Kognitionen.

Von der Strategie der Depression zur Strategie der Depressionsüberwindung

Im Folgenden soll die Entwicklung einer antidepressiven Strategie aufgezeigt werden, als ein möglicher Weg aus der Depression. Bei leichter Depression kann er ohne therapeutische Hilfe begangen werden. Teilweise werden die Themen von Teil 1 dieses Ratgebers aufgegriffen.

Was ist eine Depression?

- Depression ist eine Krankheit.
- Depression ist eine Verstimmung.
- Depression ist eine Störung der Gefühle.

Was unterscheidet Gefühl und Stimmung?

Gefühle wie Freude, Wut

- beziehen sich auf ein Ereignis
- beziehen sich auf einen Menschen
- sind Reaktion auf dessen Verhalten
- beginnen rasch
- ändern sich schnell
- können sehr intensiv werden
- haben eine kurze Dauer (Minuten)

Eigene Beispiele 1 – Worauf bezieht sich Ihre Freude?

Meine Freude bezieht sich auf...
das Ereignis..
den Menschen ....
sein Verhalten ....
beginnt wie rasch?..
ändert sich wie schnell? ....
Wird wie intensiv?...
Dauert wie kurz? ....

Eigene Beispiele 2 – Worauf bezieht sich Ihre Wut?

Meine Wut bezieht sich auf ....
das Ereignis ....
den Menschen ....
sein Verhalten ....
beginnt wie rasch?...
ändert sich wie schnell? ....
Wird wie intensiv? ....
Dauert wie kurz? ....

Stimmungen wie Depressivität, Gereiztheit
- beziehen sich auf **KEIN** Ereignis
- beziehen sich auf **KEINEN** Menschen
- sind **KEINE** Reaktion auf dessen Verhalten
- beginnen **NICHT** rasch
- ändern sich **NICHT** schnell
- werden **NICHT** so intensiv
- haben **NICHT** so kurze Dauer

Wozu gibt es Stimmungen?
Stimmungen wie Depressivität, Gereiztheit
- **vermeiden** den Bezug auf ein Ereignis
- **vermeiden** den Bezug auf einen Menschen
- **vermeiden** die Reaktion auf dessen Verhalten
- **vermeiden** eine rasche Antwort darauf
- **vermeiden** emotionsgeladene Handlungen
- **vermeiden** intensive Gefühle

Dafür dauern sie erheblich länger!

Eigene Beispiele 3: Wie ist das bei Ihnen?

Wozu gibt es Ihre (Ver-) Stimmung?
Meine Verstimmung vermeidet den Bezug auf
ein Ereignis ....
einen Menschen ....
auf sein Verhalten ....
meine prompte Antwort ....
mein emotionales Tun ....
mein intensives Gefühl ....
und welche Konsequenz? ....

Einige Überlegungen zu Entstehung und Aufrechterhaltung von Depressionen

Depression ist ein Vermeidungsverhalten.
Sie dient der Vermeidung von intensiven Gefühlen (Schmerz, Wut, Trauer) und von affektiven Handlungen.
Sie wird aufrecht erhalten durch negative Verstärkung (Verhindern eines aversiven Ereignisses).

Was wird durch Depression vermieden?
Im Sinne der Verhaltenstheorie ist Depression ein operantes oder instrumentelles Verhalten.
Es wird durch seine Konsequenzen aufrecht erhalten.
Konsequenz einer Depression ist Vermeidung.
Um eine Depression zu verstehen, müssen wir herausfinden, was genau vermieden wird.
Meist ist es Wut, Schmerz oder Trauer.

Eigene Beispiele 4: Was wird durch Depression vermieden?

Was geschah unmittelbar bevor Sie depressiv wurden? ....

....

Wie hätten Sie oder andere an Ihrer Stelle auf dieses Ereignis reagiert, um es zu meistern?..

....

Was wäre neben der positiven die unangenehme Folge dieses Meisterns gewesen?..

....

Frustrations-Aggressions-Depressions-Hypothese

Wut? Wir erinnern uns an die Frustrations-Aggressionshypothese der Motivationspsychologie:„Frustration führt zu Aggression"
Dies ist die natürlichste Reaktion!

Welche Frustration, Enttäuschung, Zurückweisung, Benachteiligung widerfuhr Ihnen?..
Was war daran ärgerlich?..
Wie groß müsste Ihre Wut sein?..

Verlust ist eine Form von Frustration. Und Wut ist die natürliche Antwort.
- Wut sagt: Ich will es nicht hergeben, ich will es wieder haben.
- Wut will die Realität des Verlustes nicht hinnehmen.
- Wut will kämpfen.
- Wut kann mörderisch sein.

Depression vermeidet mörderische Wut.

Was will diese Wut tun? ....
Wie sehr will diese Wut das tun? ....

....

Wenn alles ungeschehen gemacht werden könnte, wie weit würde diese Wut gehen? ....

Wut ist auch eine Phase des Trauerprozesses.

Wir kennen die Phasen der Trauer:

Verleugnen – Wut – Trauern

Depression vermeidet den Übergang in die nächste Phase der Trauer: Das Loslassen.
Was ich nicht loslasse, verliere ich nicht.

Oder: Ich kann ohne es nicht leben, also kann ich auch nicht trauernd loslassen.

Oder: Loslassen ist so schmerzlich – ich würde diesen Schmerz nicht aushalten.

Was müssten Sie verloren geben? ....
Was loslassen? ....
Ohnc was müssten Sie leben können? ....
Welchen Schmerz müssten Sie aushalten? ....

Das Ziel der Depressionsmeisterung

Statt Ohnmacht Gleichberechtigung
Statt Ausgeliefertsein Kooperation
Statt Verbote Selbstverantwortlichkeit
Statt Bedürftigkeit Wollen
Statt Komplementarität Begegnung
Statt Polarisierung Beziehungsbalance

Meine Strategie – Der Weg aus der Depression

Über ...

Annehmen + Befriedigung zu Verstärkung
Lieben + Geliebtwerden zu Selbstwert
Meistern + Bewirken zu Selbsteffizienz
Streiten + Wehren zu Selbstbestimmung
Verzichten + Loslassen zu Selbständigkeit

Der Gefühlsstern – die Vitalität des Menschen

Die Vitalität des Menschen ist durch seine Emotionen in Wahrnehmung und Ausdruck charakterisiert. Wir können vier Hauptdimensionen emotionaler Vitalität annehmen. Diese Emotionen werden durch Ereignisse und situative Zustände ausgelöst (Abbildung 1).

Abbildung 1: Emotionen und die Vitalität des Menschen

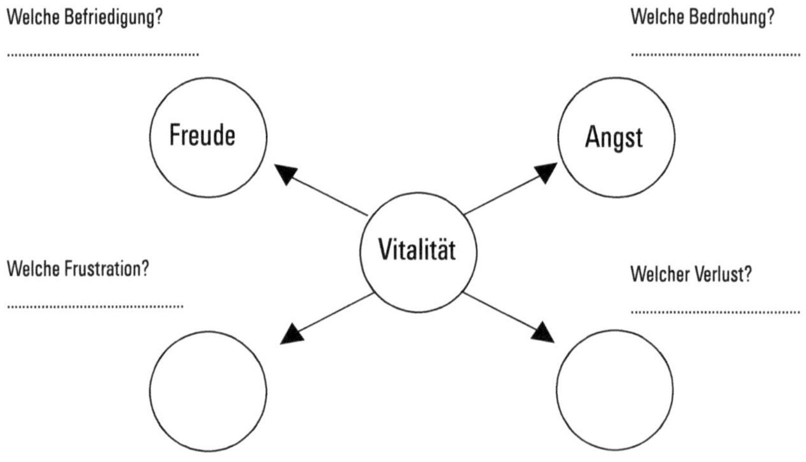

Depression „verschlingt" die Gefühle und ersetzt sie durch die Verstimmung. Depressionsmeisterung hat die Aufgabe, diesen Vorgang wieder rückgängig zu machen (Abbildung 2).

Abbildung 2: Depressionsmeisterung als Weg von der Verstimmung zur Emotionalität.

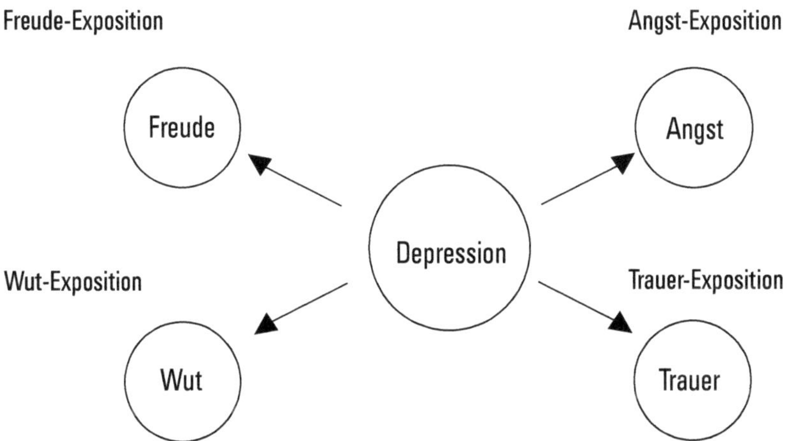

Diese allgemeine Meisterungsstrategie mündet in vier auf diese Emotionen bezogene antidepressive Strategien. Exposition heißt, dass ich mich dem Gefühl stelle, statt ihm davonzulaufen.

a) Freudeexposition
b) Angstexposition
c) Wutexposition
d) Trauerexposition.

Welche dieser vier Strategien bei einem konkreten Fall vorrangig ist, hängt von der überwiegenden Funktion der Depression bei dem betreffenden Patienten ab.
Zugleich ist die Exposition die Möglichkeit, den Umgang mit Gefühlen im Sinne eines Auflösens oder eines Veränderns von Gefühlen auf natürliche Weise zu vollziehen.

Abbildung 3: Entstehung von Gefühlen

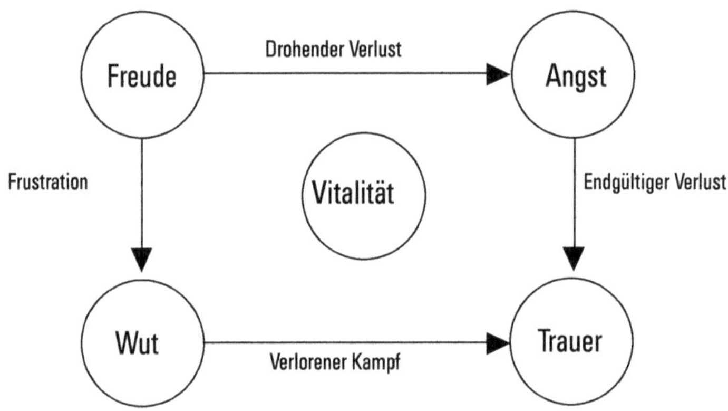

Ausgehend von dem erfreulichen Zustand der Befriedigung entsteht Angst, wenn ein wichtiger Verlust droht. Frustriert jemand die Befriedigung, so entsteht Wut. Ausgehend von Angst, etwas zu verlieren, kann das Gewahrwerden des endgültigen Verlustes zur Trauer führen. Geht man von der Wut aus, so kann der endgültig verlorene Kampf ebenfalls in Trauer münden. Mit den Gefühlen der Angst und Wut wehren wir uns gegen eine Realität in Vergangenheit, Gegenwart oder Zukunft. Das Anerkennen einer nicht zu ändernden Realität kann wiederum zur Trauer führen. Welcher Weg zu gehen ist, entscheidet die konkrete Situation des einzelnen Menschen.

Abbildung 4: Strategische Veränderung von Gefühlen

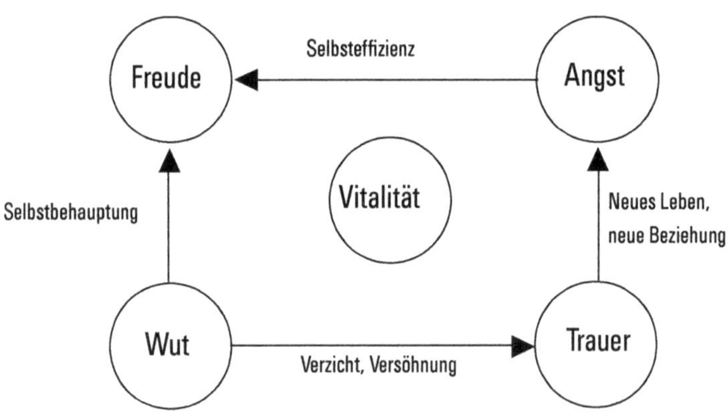

Aus dem Zustand von Angst kann ich mich durch wirksames Verhalten befreien, durch das eine Bedrohung beendet wird. Wut wird beendet durch erfolgreiche Selbstbehauptung. Sie kann aber auch beendet werden durch Verzicht und Versöhnung. Ist Trauer abgeschlossen, so kann eine neue Beziehung, ein neuer Lebensabschnitt beginnen. Eine so große Veränderung geht natürlicherweise mit vorübergehend auftretender Angst vor dem Neuen einher. Diese wiederum kann durch die Erfahrung von Selbsteffizienz gemindert werden etc.

Depressionsmeisterung = Freude statt Verstimmung

Freude-Exposition*:
a) Genusstraining
b) Aufbau positiver Aktivitäten
c) Entspannungstraining
d) Verwöhnen lassen
e) Bewegung und Sport

* Exposition heißt sich dem Gefühl stellen, es weder zu vermeiden noch zu versuchen, es wegzukriegen. Freude ist positive Verstärkung (Bedürfnisbefriedigung, angenehmes Erleben, Erfolg)

a) Genusstraining

- Wohltuende sehende, hörende, riechende, schmeckende und körperliche Wahrnehmung üben (verstärkende Reize in allen Sinnesmodalitäten sammeln und sich exponieren)
- Bewusst und konzentriert wahrnehmen – Was? Wie? Was löst es in mir aus? Wie geht es mir damit?
- Die Erinnerung daran absichtlich bewahren – gut merken und erinnernd nachspüren des Angenehmen
- Immer mehr Situationen zu diesem konzentrierten Sinneserleben nutzen
- Immer öfter das Bewusstsein weg von Grübeln zur Wahrnehmung des Momentanen lenken

Praxis 1: Sammeln von genussvollen Sinneseindrücken (je 5)

Augenweiden: ....

....

himmlische Klänge: ....

....

bezaubernde Düfte: ....

....

wohlmundender Geschmack: ....

....

schmeichelnde Berührungen: ....

....

Praxis 2: Üben von genussvollem Sinneserleben:

– Augenweiden – himmlische Klänge – bezaubernde Düfte – wohlmundender Geschmack – schmeichelnde Berührungen

Situation: ....

Uhrzeit: ....

Genießender Sinn: ....

Wahrnehmungen: ....

....

....

Gefühl danach: ....

Praxis 3: Erinnern von genussvollem Sinneserleben:

– Augenweiden – himmlische Klänge – bezaubernde Düfte – wohlmundender Geschmack – schmeichelnde Berührungen

Situation: ....

Uhrzeit: ....

Genießender Sinn: ....

Wahrnehmungen: ....

....

....

Gefühl danach: ....

b) Aufbau positiver Aktivitäten

Positive Aktivitäten sind Aktivitäten, die verstärkend wirken (angenehm sind oder danach ein angenehmes Gefühl zurücklassen). Sie hellen die Stimmung auf bzw. verhindern Depressivität.

- Erstellen einer individuellen Liste von kleinen, mittleren und großen verstärkenden Aktivitäten
- Planen der Aktivitäten des nächsten Tages
- Protokollieren einer Aktivität sofort nach Durchführung
- Schätzung der Stimmung während der Aktivität (0 - 10)
- Am Abend Schätzen der durchschnittlichen Stimmung des Tages
- Künftig die Aktivitäten öfter einplanen, die mit größerer Stimmungsaufhellung einhergehen

Praxis 1: Erstellen einer individuellen Liste von kleinen, mittleren, großen und ganz großen verstärkenden Aktivitäten.

Was ich gerne mehrmals täglich gemacht habe: ....

....

Was ich gerne einmal am Tag gemacht habe:........................

....

Was ich gerne einmal in der Woche gemacht habe:..............

....

Was ich gerne einmal im Monat gemacht habe:....................

....

Praxis 2: Planen der Aktivitäten des nächsten Tages:

Meine positiven Aktivitäten am ....

Nr. Uhrzeit Aktivität..

1. ....
2. ....
3. ....
4. ....
5. ....

Praxis 3: Schätzung der Stimmung während der Aktivität (0 - 10)

0 = schwerst depressiv 10 = völlig depressionsfrei

Meine positiven Aktivitäten am ....

Nr. Uhrzeit Aktivität durchgeführt? Stimmung

1. .... Ja/Nein ....
2. .... Ja/Nein ....
3. .... Ja/Nein ....
4. .... Ja/Nein ....
5. .... Ja/Nein ....

Und am Abend: Schätzen der **durchschnittlichen Stimmung** dieses Tages (0 bis 10): ....

Praxis 4: Den Stimmungsverlauf der Woche zeichnen

○ (0 = schwerst depressiv, 10 = depressionsfrei)

△ Zahl der Aktivitäten je Tag zeichnen (z. B. 4 Aktivitäten am Mi)

Abbildung 5: Stimmungsverlauf und Aktivitätsniveau

Mo	Di	Mi	Do	Fr	Sa	So
10	10	10	10	10	10	10
9	9	9	9	9	9	9
8	8	8	8	8	8	8
7	7	7	7	7	7	7
6	6	6	6	6	6	6
5	5	5	5	5	5	5
4	4	4	4	4	4	4
3	3	3	3	3	3	3
2	2	2	2	2	2	2
1	1	1	1	1	1	1
0	0	0	0	0	0	0

Praxis 5: Künftig die Aktivitäten öfter einplanen, die mit größerer Stimmungsaufhellung einhergehen

Folgende Aktivitäten gingen mit großer Stimmungsaufhellung einher:

1. ....
2. ....
3. ....
4. ....
5. ....

Ich werde sie gleich wieder in meinen nächsten Tagesplan aufnehmen und zwar ....

c) Entspannung

Entspannungstraining hat sich als wirksamer erwiesen als Aktivitätenaufbau. So können Sie vorgehen:

- Vertraut machen mit der Methode der Progressiven Muskelrelaxation
- Täglich 2 x Entspannung mit einer Entspannungs-CD durchführen (anfangs 20 Minuten, später 10 Minuten)
- Eventuell ein Tonband besprechen und mit diesem 2 x tägl. Entspannung durchführen
- Ein Protokoll schreiben mit Angabe der Entspannungswirkung (z. B. von 70 % Spannung auf 30 % reduziert) je Übung
- Möglichkeiten finden, Entspannung im Alltag einzusetzen (z. B. Pausen, während der Fahrt, beim Warten).

Tag	Uhrzeit/Dauer	Wie ging die Entspannung?	Spannung vorher	Spannung nachher

d) Verwöhnen lassen

Wieder Verstärkung vom anderen Menschen annehmen lernen.

- Mit der Bezugsperson eine Stunde (z. B. abends nach dem Abendessen) als Verwöhnstunde vereinbaren
- Es sich im gemeinsamen Wohnraum gemütlich machen
- Die Bezugsperson lässt sich kleine Gesten und Gaben einfallen, die verwöhnend wirken (ein bequemes Kissen, ein Getränk, etwas zum Naschen, ein stimmungsvolles Licht, eine angenehme Musik, ein guter Duft, eine Auswahl interessanter Lektüre, eine Massage (nur nach Einwilligung)
- Konzentrieren auf das Angenehme der Geste oder Gabe
- Aussprechen, dass es angenehm ist
- Zum Schluss bedanken für das Verwöhnen

Praxis:

Meine Bezugsperson ist: ....
Mit ihr habe ich diese Woche als Verwöhnstunde
vereinbart: .... (Wochentag und Uhrzeit)

Unser Ausweichtermin ist ....
Meine Bezugsperson ließ sich folgende Gesten und Gaben
einfallen: ....
....

( ) Ich konzentrierte mich auf das Angenehme der Geste oder Gabe
( ) Ich sprach aus, dass es angenehm ist
( ) Ich bedankte mich zum Schluss für das Verwöhnen

e) Bewegung und Sport

Für viele Menschen ist Körperbewegung ein Antidepressivum.

- Was ist die tägliche Bewegungsart, die schon vorhanden ist und ausgedehnt werden kann? (Gehen, Radeln)
- Zu welchem Sport, der leicht verfügbar ist, besteht die größte Motivation? z. B. Gymnastik, Joggen, Wandern, Schwimmen, Fitness-Studio.
- Ist es möglich einen Spielsport zu finden, der zugleich Geselligkeit vermittelt? Volleyball, Federball, Tischtennis, Tennis
- Wenn viel aufgestauter Ärger im Menschen ist, kann eine Kampfsportart gefunden werden? z. B. Aikido, Karate, Fechten

Praxis 1: Orientierung/ Information

Als Sportarten stehen zur Auswahl

1. ....
2. ....
3. ....

TÄGLICH eignet sich am besten: ....
WÖCHENTLICH ist am besten: ....

Praxis 2: Mein Sportplan für die Woche vom .... bis ....

Tag	Sportart	gemacht?	Stimmung (0-10)*
Montag	....	JA/NEIN	....
Dienstag	....	JA/NEIN	....
Mittwoch	....	JA/NEIN	....
Donnerstag	....	JA/NEIN	....
Freitag	....	JA/NEIN	....
Samstag	....	JA/NEIN	....
Sonntag	....	JA/NEIN	....

Depressionsmeisterung = Angst statt Verstimmung

Angst-Exposition*

a) Selbstbehauptungstraining
b) Kommunikationstraining
c) Selbständigkeitstraining
d) Lust-statt-Pflicht-Training

* Verbote und Gebote durch Selbstverantwortlichkeit ersetzen

a) Selbstbehauptungstraining

Sich selbst behaupten heißt zweierlei: Nein Sagen und Fordern Können.

- Alltagssituationen mit diesen beiden Themen protokollieren
- Situations- und Verhaltensanalyse durchführen
- das gewünschte selbstbehauptende Verhalten definieren
- dieses im Rollenspiel üben
- Festlegen, wann und wo es das erste Mal ausgeführt wird
- Verhaltens-Vertrag abschließen
- Ergebnis protokollieren
- In der nächsten Stunde nachbesprechen: Bestätigung und/oder Modifikation des Verhaltens. Weiter Üben bis Automatisierung.

Praxis 1: Fordern können, Nein-Sagen können

Welche Situation? ....
Bedeutung der Situation? ....
Welche Person? ....
Deren Anliegen? ....
Deren Verhalten? ....
Mein Anliegen? ....
Mein Verhalten? ....
Wie mache ich es? ....
Welches Ergebnis erreiche ich? ....

Praxis 2: Vorbereitung

1. Schreiben des Drehbuches (Festlegen der Dialoge)
2. Vorbereiten eines Rollenspiels (Was mache/sage ich? Worauf achte ich dabei? Was mache/sage ich nicht? Wie mache/sage ich es nicht?)
3. Rollenspiel allein oder mit jemandem durchführen
4. Feedback (eventuell mit Video)
5. Verbessertes Rollenspiel mit Feedback
6. Vertragsabschluss: Ich werde am .... so handeln!

Als Belohnung gebe ich mir ....

Praxis 3: Durchführung

1. Täglich Visualisieren (Vorstellen) der Meisterung der Situation
2. Konkretes Planen der Übungssituation
3. Üben der Situation
4. Protokollieren der Übung
6. Vertrag einlösen: Ich habe am .... so gehandelt!

Als Belohnung gebe ich mir jetzt ....

b) Kommunikationstraining

Die Angst vor unangenehmen Gefühlen oder Reaktionen des andern verhindert offene Aussprache.

- Sprecherrolle lernen (Ich-Form, Konkretes, Gegenwart)
- Zuhörerrolle lernen (Aussprechen fördern, Fragen, Wiederholen)
- Konfliktgespräch lernen (Gefühle, Wünsche, Bereitschaft)
- Alle wichtigen Themen mit der betreffenden Person besprechen (schwierige Gespräche vorher im Rollenspiel üben)
- Weitere Gespräche bis aus Kommunikationsvermeidung eine Kommunikationsfreude wird

Die praktischen Schritte orientieren sich an Schindler et al. (1998)

Praxis 1: Sprechen lernen

1. Nur Sätze sagen, die mit „Ich" anfangen.
2. Nur über mich und mein Anliegen sprechen.
3. Nur über aktuelle Ereignisse reden.
4. Nur über konkretes Verhalten des andern sprechen.
5. Nur über meine Gefühle sprechen.

Denn: Du-Sätze sind oft Vorwürfe.
Über den anderen sprechen löst keine Probleme.
Uralte Ereignisse lenken ab.
Allgemeine Eigenschaften des anderen stehen nicht zur Debatte.
Meinungen und Überzeugungen reizen nur zur Gegenrede.

Praxis 2: Zuhören lernen

1. Den anderen aussprechen lassen.
2. Aufmerksamkeit signalisieren durch Blickkontakt, kurze bestätigende Laute wie „mhm“, „aha“, „ja?“
3. Das Weitersprechen des anderen fördern durch offene Fragen, die genaueres oder umfassenderes erfragen („Und was passierte dann?“, „Wie war das für Dich?“, „Welche Bedeutung hat das für Dich?“)
4. Rückmeldung geben durch Wiederholen des Gesagten in eigenen Worten.

Praxis 3: Konfliktgespräch führen lernen

A Beide Personen einigen sich über das Gesprächsthema
B Person 1 spricht über ihr Gefühl
Person 2 sagt, wie es ihr damit gefühlsmäßig geht
C Person 1 sagt, welche Bedürfnisse sie hat
Person 2 sagt, welche Bedürfnisse sie hat
D Person 1 sagt, welche Forderung sie hat
Person 2 sagt, welche Forderungen sie hat
E Person 1 sagt, zu welchem konkretem Kompromiss sie bereit ist
Person 2 sagt, zu welchem Kompromiss sie bereit ist
F Beide Personen treffen eine konkrete Vereinbarung

c) Selbständigkeitstraining

Wer Wut nicht zulässt, hat oft Angst vor Liebesverlust.
Wer Trauer nicht zulässt, hat oft Angst vor dem Alleinsein.
Wer Durchschnittlichkeit nicht zulässt, fürchtet das Nichts.

- Üben, ohne das höchste Gut zu leben (z. B. Partner, Beruf, Kinder, Ansehen, Erfolg), um nicht mehr abhängig zu sein
- Einen eigenen Freundeskreis ohne den Partner aufbauen
- Ein eigenes Hobby ohne den Partner aufbauen
- Einen eigenen Geschmack entwickeln
- Dinge tun, die andere nicht so leicht akzeptieren
- Eine Meinung vertreten, die andere nicht teilen
- Mittelmäßig sein lernen, wenn ich bisher Bester war

Praxis 1: Üben, ohne das höchste Gut zu leben (z. B. Partner, Beruf, Kinder, Ansehen, Erfolg), um nicht mehr abhängig zu sein

Welchen Verlust konnte ich nicht verkraften und wurde darüber depressiv?..
Ohne was muss ich also zur Not leben lernen?.....................
Welche Art von Sclbständigkeit muss ich also gewinnen?
....
Ich muss selbständig werden von..
Wie kann ich das konkret üben? ....
Was wäre eine leichte Übung für den Anfang? ....
....
Wann übe ich das? ....
Ergebnis:..
Was wäre die schwere Übung, die das Ziel wäre?
....

Praxis 2: Einen eigenen Freundeskreis ohne den Partner aufbauen

Gibt es alte Freunde, die von mir kommen und zu denen der Kontakt in den letzten Jahren (fast) abgerissen ist?

....

....

Wer war zuletzt mein bester Freund/meine beste Freundin?

....

Mit wem fällt es mir am leichtesten, wäre es mir am liebsten wieder mehr Kontakt aufzunehmen? ....

Wann rufe ich an und vereinbare ein Treffen?..........................

Wann werde ich das zweite Treffen haben? ....

Wie werden regelmäßige Treffen gestaltet? ....

....

....

Praxis 3: Ein eigenes Hobby ohne den Partner aufbauen

Welche Hobbys habe ich bisher gehabt?...................................

....

Welches würde ich am liebsten wieder ausprobieren?

....

Welche Hobbys hätte ich gerne begonnen und tat es nie?

....

Welches würde ich am liebsten mal ausprobieren?

....

Was werde ich konkret tun, um mein Hobby zu finden?

....

Wann?...

Ergebnis:...

Praxis 4: Einen eigenen Geschmack entwickeln

In welchem Lebensbereich drückt sich mein Geschmack am ehesten aus? ....

Wie könnte ich meinem Geschmack mehr Ausdruck geben?

....

Was könnte ich dazu ändern, machen, besorgen?

....

Wer hat einen ähnlichen Geschmack wie ich?

....

Wann werde ich diese Person einladen, um uns auszutauschen?

....

Ergebnis: ....

Praxis 5: Dinge tun, die andere nicht so leicht akzeptieren

Was würde ich am liebsten mal oder öfter machen, wenn ich mich trauen würde? ....

Ich selbst fände das o.k. aber die andern mögen das nicht:

....

Was werde ich als erstes tun, um zu mir zu stehen?

....

Wem werde ich das ankündigen?

....

Wann werde ich es tun? ....

Ergebnis: ....

Praxis 6: Eine Meinung vertreten, die andere nicht teilen

Welche Meinung habe ich und traue mich nicht zu äußern?

....

Ich empfinde das so, aber die andern sind dagegen:

....

In welcher Situation kann ich sie äußern, um zu mir zu stehen?

....

Ich probiere es jetzt mal im Rollenspiel aus:
Ergebnis: ....
Wann werde ich es tun? ....

Ergebnis: ....

Praxis 7: Mittelmäßig sein lernen, wenn ich bisher Bester war

In welchen Bereichen muß ich besser sein als andere?

....

Was wäre, wenn ich mal ein bißchen schlechter als andere wäre?

....

In welcher Situation könnte ich das mal ausprobieren?

....

Wann werde ich es tun? ....

Ergebnis: ....

d) Lust-statt-Pflicht-Training

Wer bisher Verstärkung nur aus Leistung und Pflichterfüllung gewann, kann jetzt lernen, Pflichten zu vergessen.

- Tagesprotokoll aller Aktivitäten des Tages erstellen
- Je Aktivität fragen: Habe ich es aus Pflicht getan? (= P)
- Je Aktivität fragen: Habe ich es zum Spaß, aus Lust getan? (= L)
- Den nächsten Tag planen, so dass mindestens so viel Spaß- wie Pflichtaktivitäten vorkommen. Überzählige P-Aktivitäten streichen
- Statt „aus Pflicht müssen“
  möglichst oft „aus Verantwortung wollen“:

- Bewusst selbst entscheiden: „Will ich das jetzt tun?“

Praxis: Tagesprotokoll aller Aktivitäten des Tages

Aktivität	Pflicht?	Lust?	Streichen?
1.	Ja/Nein	Ja/Nein	Ja/Nein
2.	Ja/Nein	Ja/Nein	Ja/Nein
3.	Ja/Nein	Ja/Nein	Ja/Nein
4.	Ja/Nein	Ja/Nein	Ja/Nein
5.	Ja/Nein	Ja/Nein	Ja/Nein
6.	Ja/Nein	Ja/Nein	Ja/Nein
7.	Ja/Nein	Ja/Nein	Ja/Nein

Depressionsmeisterung = Wut statt Verstimmung

Wut-Exposition*:
a) Wahrnehmen von Ärger und Wut
b) Zulassen von intensivem/r Ärger/Wut
c) Diskriminieren von Gefühl und Handeln und von Phantasie und Realität
d) Aussprechen von Ärger und Wut
e) Prüfen der Adäquatheit von Ärger/Wut
f) Konstruktiv Verhandeln

* Lernen, mit Wut umzugehen statt sie wegzudrücken

a) Wahrnehmen von Ärger und Wut

- Situationen sammeln, die ärgerlich/wütend machen oder andere Menschen wütend machen würden
- Sich die Bedeutung des ärgerlichen Geschehens vergegenwärtigen
- Das Gefühl des Ärgers spüren
- Sich bei der (emotionalen oder kognitiven) Flucht aus dem Ärger ertappen
- Versuchen, zurück zum Ärger zu gelangen.

Praxis: Wahrnehmen

Situation, die ärgerlich/wütend macht: ....

....

Das Ärgerliche daran ist für mich:..

Ich spüre meinen Ärger (Wie?):...

....

Ich ertappe mich, wie ich aus dem Ärger fliehen möchte:

....

Ich spüre wieder meinen Ärger, indem ich mir wieder bewusst mache, was mich daran so ärgert: ....

b) Zulassen von intensivem/r Ärger/Wut

Dies ist die eigentliche Wutexposition.

- Die gegenwärtig am wütend machendste Situation mit einer wichtigen Person auswählen.
- Das wütend machende, empörende des Handelns des anderen vergegenwärtigen.
- Mit geschlossenen Augen die Situation imaginieren und das Gefühl der Wut spüren.
- Sich vorstellen, dass der andere noch empörender reagiert.
- Sich vorstellen, dass der andere nicht ablässt.
- Das Anwachsen der eigenen Wut spüren und zulassen.
- Sich vorstellen, sich voll Wut zu wehren, aus Wut zu handeln, so lange bis die Wut verraucht ist.

Praxis: Zulassen

Die am wütendsten machende Situation mit einer wichtigen Person: ....

Das wütend machende, empörende des Handelns des anderen

....

( ) Mit geschlossenen Augen die Situation vorstellen und das
( ) Gefühl der Wut spüren
( ) Vorstellen, dass der andere noch empörender reagiert
( ) Vorstellen, dass der andere nicht ablässt
( ) Das Anwachsen der eigenen Wut spüren und zulassen
( ) Vorstellen, sich voll Wut zu wehren, aus Wut zu handeln, so lange bis die Wut verraucht ist.

c) Diskriminieren von Gefühl und Handeln

und von Phantasie und Realität

Kognitiv erfassen, dass mein intensives Gefühl der Wut in mir drin ist und ohne meinen Willen nicht heraustritt.
Kognitiv erfassen, dass ich mein Gefühl steuern kann und mein Gefühl nicht automatisch zum wütenden Handeln führt.
Kognitiv erfassen, dass eine phantasierte wütende Handlung niemandem weh tut und keinen Schaden anrichtet.
Gefühlsmäßig erfassen, dass ich mich durch Wut und Phantasie einer wütenden Handlung nicht schuldig gemacht habe.

Praxis: Diskriminieren

Während ich mir die Situation vorstelle und meine Wut spüre ...

( ) weiß ich, dass mein intensives Gefühl der Wut in mir drin ist und ohne meinen Willen nicht heraustritt.
( ) weiß ich, dass ich mein Gefühl steuern kann und mein Gefühl nicht automatisch zum wütenden Handeln führt.
( ) weiß ich, dass eine phantasierte wütende Handlung niemandem weh tut und keinen Schaden anrichtet.
( ) fühle ich, dass ich mich durch Wut und Phantasie einer wütenden Handlung nicht schuldig gemacht habe

d) Aussprechen von Ärger und Wut

Das Aussprechen der Tatsache, dass ich mich wütend fühle, gibt erst die Chance zur Klärung.
Situationen sammeln, die wütend machen.
Untersuchen, welches Verhalten des anderen wütend macht.
Erfassen der Bedeutung des Verhaltens des anderen für mich.
Rollenspiel, um die Mitteilung der Wut zu üben.
Festlegen, wann und wo das Aussprechen erfolgen soll.
Kontrakt schließen, um ein Kneifen zu verhindern.
Protokollieren des Ablaufs und des Ergebnisses der Situation.
Nachbesprechen, Bestätigen/Modifizieren des neuen Verhaltens.

Praxis: Aussprechen

Die am wütend machendste Situation mit einer wichtigen Person:

....

Das wütend machende, Empörende des Handelns des anderen ist:

....

Wie spreche ich aus, dass mich das wie wütend macht?

....

Ich mache jetzt ein Rollenspiel, um es zu probieren.

Ergebnis: ....

Wann werde ich es machen? ....
Ich schließe einen Vertrag mit mir: Ich mache es und werde mich so dafür belohnen: ....

Übungs-Ergebnis: ....

e) Prüfen der Adäquatheit von Ärger/Wut

Erst wenn ich gelernt habe, Wut wahrzunehmen, sie mir zu erlauben und sie auszusprechen, kann ich mir ein Urteil machen, wie berechtigt sie ist.

Situationen sammeln, die wütend machen.

Das Anliegen beider Parteien würdigen und abwägen.

Verständnis für mich und für den anderen entwickeln.

Wenn der andere nicht vorsätzlich oder fahrlässig gegen mich handelte, den geringen Nutzen meiner Wut erkennen.

In diesem Falle meine Wut bei mir behalten.

Praxis: Prüfen

Die am wütend machendste Situation mit einer wichtigen Person: ....

Mein Anliegen in dieser Situation ist: ....

....

Das Anliegen meines Gegenübers ist: ....

....

Sein Anliegen ist in folgender Hinsicht berechtigt: ....

....

Also ist das Ausmaß meiner Wut zu groß, weil: ....

....

Ich gestehe ihm sein Recht zu und lasse meine Wut in mir.

Ich sage mir: ....

Und ich gehe kooperativ auf den anderen zu: ....

....

f) Konstruktiv Verhandeln

Wenn zwei sich streiten und der Ärger ausgiebig ausgedrückt wurde, so kann – wenn nicht zu viele Verletzungen erfolgten – zum Schluss ein Kompromiss ausgehandelt werden.
Jeder sagt, was er will.
Jeder sagt, was er nicht will.
Jeder sagt, wozu er bereit ist.
Jeder sagt, ob dieser Kompromiss als erster Schritt ausreicht.
Jeder sagt, dass er sich an diese Vereinbarung bindet.
Beide geben sich die Hand und erklären den Streit für beendet.

Praxis: Verhandeln

Die am wütend machendste Situation mit einer wichtigen Person:
....
Ich spreche mein Anliegen (meinen Wunsch) aus:..................
....
Mein Gegenüber spricht sein Anliegen (seinen Wunsch) aus.
....
Ich sage, was ich nicht will: ....
Er sagt, was er nicht will: ....
Ich sage, wozu ich bereit bin:...
Er sagt, wozu er bereit ist:...
Jeder sagt, ob dieser Kompromiss als erster Schritt ausreicht:
Ich: ....
Er/Sie:...
Jeder sagt, dass er sich an diese Vereinbarung bindet
Ich: .... JA/NEIN
Er/Sie:.. JA/NEIN
Wir geben uns die Hand und erklären den Streit für beendet.
Ich: .... JA/NEIN
Er/Sie:.. JA/NEIN

Depressionsmeisterung = Trauer statt Verstimmung

Trauer-Exposition*:
a) Erinnern an das Wertvolle, Geliebte, das ich verlor
b) Spüren, wie sehr ich es brauche
c) Vergegenwärtigen des Moments des Verlustes
d) Wahrnehmen des Schmerzes, der Verzweiflung und der Trauer
e) Das Gefühl da lassen, bis es von selbst verschwunden ist
*Loslassen und Abschied nehmen, um frei zu werden für Gegenwart und Zukunft

a) Erinnern an das Wertvolle, Geliebte, das ich verlor

Wenn es der Verlust einer Person ist:
Erinnern an das Leben mit ihr/ihm
Erinnern an alle Situationen mit ihr/ihm
Erinnern an mein Erleben dieser Situationen
Erinnern an ihr/sein Wesen, ihre/seine Eigenschaften
Erinnern an die Störungen in der Beziehung
Fotoalben, Tagebücher, Filme, Orte, gemeinsame Bekannte aufstöbern, um Erinnerungen lebendig werden zu lassen
Ein Foto aufstellen

Praxis: Erinnern

Wenn ich einen Menschen verlor: Ich werde täglich ....
( ) Erinnern an das Leben mit ihm/ihr. Was?
( ) Erinnern an alle Situationen mit ihm/ihr. Welche?
( ) Erinnern an mein Erleben dieser Situationen. Wie?
( ) Erinnern an sein/ihr Wesen, seine/ihre Eigenschaften. Welche?
( ) Erinnern an die Störungen in unserer Beziehung.
( ) Fotoalben, Tagebücher, Filme, Orte, gemeinsame Bekannte aufstöbern, um Erinnerungen lebendig werden zu lassen
( ) Ein Foto aufstellen

b) Spüren, wie sehr ich es brauche

Das Ausmaß des Verlustes spüre ich nur, wenn ich das Ausmaß der Bedeutung für mich erinnernd fühle. Das Gute, Geliebte erinnernd spüren. Erspüren, wie sehr ich es brauche. Die Befriedigung, die Erfüllung, die es mir gab, erinnern. Sein Fehlen spüren.

Praxis: Spüren

Meine tägliche Exposition des Verlorenen: Das Gute, Geliebte erinnernd spüren. Was ist es? ....
Erspüren, wie sehr ich es brauche. Ich brauche ....
Die Befriedigung, die Erfüllung, die es mir gab, erinnern:
Es war so schön, wohltuend, erfüllend, ...
Sein Fehlen spüren. Es fehlt mir so sehr, ...
Bei dem entstehenden Gefühl der Trauer so lange bleiben, bis es von selbst wieder geht.

c) Vergegenwärtigen des Moments des Verlustes

Der Moment des Verlustes ist das Zerbersten meiner selbst, ist das Zerschneiden meines Körpers und meiner Seele. Die Tage vor dem Verlust erinnernd vergegenwärtigen. Den Tag des Verlustes erinnern. Den Moment des Verlustes erspüren. Die Bedeutung dieses Momentes erfassen.

Praxis: Vergegenwärtigen *Schreiben Sie oder sprechen Sie

Meine tägliche Exposition des Verlust-Momentes: Die Tage vor dem Verlust erinnernd vergegenwärtigen ....*
Den Tag des Verlustes erinnern
....*
Den Moment des Verlustes erspüren
....*
Die Bedeutung dieses Momentes erfassen
....*

d) Wahrnehmen des Schmerzes, der Verzweiflung und der Trauer

- Annehmen des Schmerzes ist die Schuldigkeit des Zurückbleibenden
- Bewusst den Schmerz spüren
- Bewusst die Verzweiflung spüren
- Alle Gefühle zulassen, die jetzt kommen wollen
- Immer wieder zur Bedeutung des Verlustes zurückkehren
- Immer wieder zum Schmerz zurückkehren und die Trauer spüren

Praxis: Wahrnehmen

Meine tägliche Trauer-Exposition:

* Sprechen Sie es aus. Schreiben Sie es danach auf.

Bewusst den Schmerz spüren: ....*
Bewusst die Verzweiflung spüren: ....*
Alle Gefühle zulassen, die jetzt kommen wollen ....*
Immer wieder zur Bedeutung des Verlustes zurückkehren
Immer wieder zum Schmerz zurückkehren
Und die Trauer spüren: ....*
Das Gefühl der Trauer da sein lassen, bis es von selbst geht.

e) Das Gefühl da lassen, bis es von selbst verschwunden ist

Trauer braucht Raum und Zeit. Sie ist ein natürlicher Heilungsprozess der Seele. Jeder Schmerz, jedes Gefühl der Trauer zeigt, dass die Seele gerade heilt.

- Trauer spüren
- Trauer da sein lassen
- Trauer anwachsen lassen
- Trauer das Bewusstsein ganz erfüllen lassen
- Trauer dann gehen lassen, wenn sie gehen will
- Trauer wieder kommen lassen, wenn sie wieder kommen will

Rückfallprophylaxe

... ist Bestandteil der Depressionsmeisterung

Kriterien:
Die Symptomauslösung geschieht
- nach einer pathogenen Lebensgestaltung
- nach einer pathogenen Beziehungsgestaltung
- in einer problematischen Lebenssituation.

Rückfallprophylaxe berücksichtigt alle drei situativen Aspekte!

Strategien:
Aufbau
- einer funktionalen Lebensgestaltung
- einer funktionalen Beziehungsgestaltung
- der Fähigkeit zur Bewältigung problematischer Lebenssituationen

Fazit:
Geht man von Vitalität als fühlendcs, gedankliches und handelndes Erleben und Reagieren aus und versteht man Depression als Niederdrücken aller vitalen Funktionen,

so ist Depressionsmeisterung

die Strategie der Vitalität und Strategie der Gefühle als gesunderhaltende Selbstregulation

Anhang

Den Stimmungsverlauf (Kreis) für die Woche ....

◯ (0 = schwerst depressiv, 10 = depressionsfrei)

△ Zahl der Aktivitäten je Tag zeichnen (Dreieck)

Mo	Di	Mi	Do	Fr	Sa	So
10	10	10	10	10	10	10
9	9	9	9	9	9	9
8	8	8	8	8	8	8
7	7	7	7	7	7	7
6	6	6	6	6	6	6
5	5	5	5	5	5	5
4	4	4	4	4	4	4
3	3	3	3	3	3	3
2	2	2	2	2	2	2
1	1	1	1	1	1	1
0	0	0	0	0	0	0

Stimmungsverlauf und Aktivitäten in der Woche vom.......bis ....

Mo	Di	Mi	Do	Fr	Sa	So
10	10	10	10	10	10	10
9	9	9	9	9	9	9
8	8	8	8	8	8	8
7	7	7	7	7	7	7
6	6	6	6	6	6	6
5	5	5	5	5	5	5
4	4	4	4	4	4	4
3	3	3	3	3	3	3
2	2	2	2	2	2	2
1	1	1	1	1	1	1
0	0	0	0	0	0	0

Stichwortverzeichnis

Literatur

Schindler L, Hahlweg K, Revenstorf D (1998): Partnerschaftsprobleme bewältigen. Berlin: Springer

Sulz SKD (1998): Depressionen – ihr Verständnis und ihre Therapie. In: Sulz SKD (Hrsg.): Das Therapiebuch. 2. Auflage. München: CIP-Medien, 101-116

Sulz SKD (2008): Als Sisyphus seinen Stein losließ – Oder: Verlieben ist verrückt. 5. korrigierte Auflage. München: CIP-Medien

Sulz SKD (2009): Praxismanual: Strategien der Veränderung von Erleben und Verhalten. 4. Aufl. München: CIP-Medien

Sulz SKD (Hrsg.) (2000): Paartherapien – von unglücklicher Verstrickung zu befreiter Beziehung. München: CIP-Medien, S. 129-188

Sulz SKD (2001): Von der Strategie des Symptoms zur Strategie der Therapie. München: CIP-Medien. 2011 Neuauflage als Therapiebuch III

Sulz SKD (2011): Strategische Kurzzeittherapie. E-Book. München: CIP-Medien. Neuauflage als Therapiebuch II.

Sulz SKD, Lenz G (Hrsg.) (2000): Von der Kognition zur Emotion – Psychotherapie mit Gefühlen. Munchen: CIP-Medien.

Sulz SKD (2002), Heekerens HP (Hrsg.): Familien in Therapie. Grundlagen und Anwendung kognitiv-behavioraler Familientherapie. München: CIP-Medien

Sulz SKD, Deckert B (2012a). Psychotherapiekarten für die Praxis. Depression. PKP-Handbuch. München: CIP-Medien

Sulz SKD, Deckert B (2012b). Psychotherapiekarten für die Praxis. Depression. PKP-Therapiekarten. München: CIP-Medien

PSYCHOTHERAPIEKARTEN FÜR DIE PRAXIS – DEPRESSION | PKP-HANDBUCH

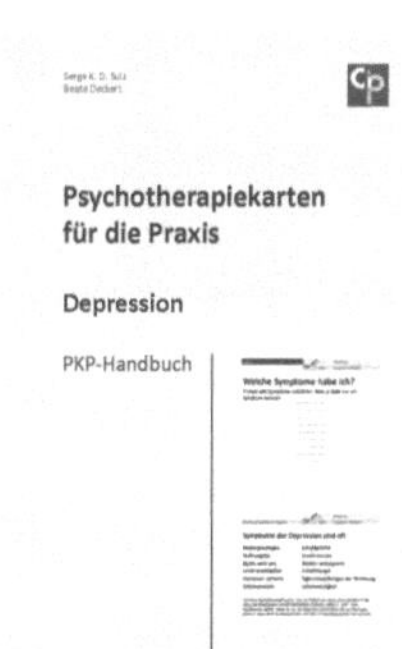

Das PKP-Handbuch Depression ist ein Therapiemanual zur kognitiv-behavioralen Behandlung depressiver Patienten. Es führt durch die Therapie mit umsetzbaren Interventionen. Eine absolut individuelle Therapie. Das Angebot an Interventionen ist so groß, dass daraus für jeden Patienten die passendste Komposition ausgewählt werden kann. Ein kognitiv-behavioraler Ansatz, der sich konsequent dem emotionalen Erleben zuwendet, indem die Emotionsexposition (Freude, Trauer, Angst, Wut) zurück zu emotionaler Vitalität führt. Modifikation des frühen Schemas der Überlebensregel, die wehrhaftes und sozial kompetentes Verhalten verbietet.
ISBN 978-3-86294-009-7 | 112 Seiten | € 49,–

PKP THERAPIEKARTEN – DEPRESSION

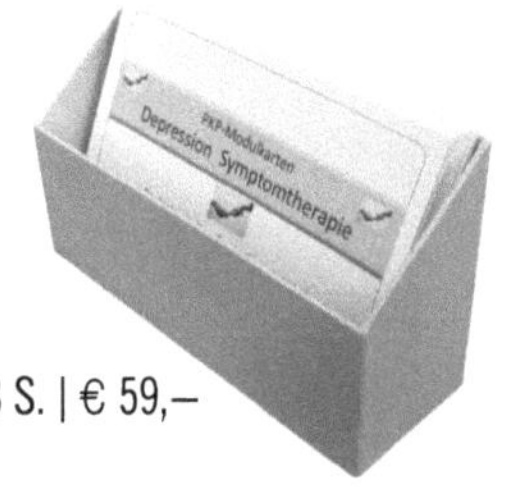

Effektive Psychotherapie sowohl im stationären Kontext als auch in der ambulanten Versorgung depressiver Patienten wird einfacher. Interventionen im 25-Minutensetting (stationär), im 50-Minutensetting (ambulant) und in Gruppentherapien. Die Karten führen zielorientiert durch das Gespräch mit aktiver Beteiligung des Patienten.
ISBN 978-3-86294-000-4 | gelber Karteikasten | 90 Karten | Manual 18 S. | € 59,–

ERGÄNZUNGSSET – ANTIDEPRESSIVE PHARMAKOTHERAPIE

ISBN 978-3-86294-032-5 | 15 Karten | € 10,–

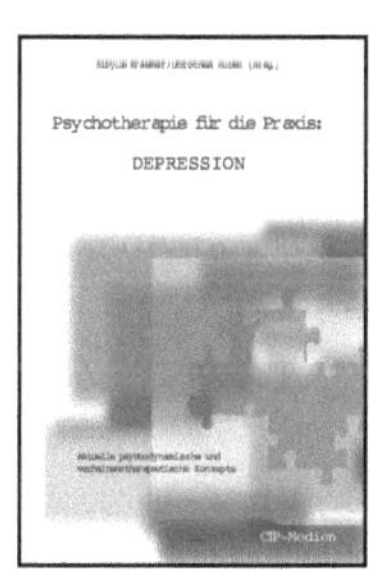

Sibylle Kraemer, Dorothea Huber (Hrsg.)

DEPRESSION

Fallbezogenes und praxisorientiertes Material zu aktuellen psychodynamischen und verhaltenstherapeutischen Theorien und den entsprechenden Therapien mit Protokollen aus Therapiestunden.
ISBN 978-3-932096-28-0 | 141 S. | € 18,–

Rolf Dieter Hirsch | Thomas Bronisch | Serge K. D. Sulz

DAS ALTER BIRGT VIELE CHANCEN – PSYCHOTHERAPIE ALS TÜRÖFFNER

Jung muss man bleib'n, wenn man älter wird – Stay young when you get old. Der Körper in der Psychotherapie alter Menschen, Psychodynamische Psychotherapie im höheren Lebensalter, Systemische Therapie älterer Menschen, Sexuelle Probleme und Störungen, Suizidalität, Demenz, Traumafolgestörungen, Kognitive, behaviorale und achtsamkeitsbasierte Interventionen in der Alterspsychotherapie etc. Beiträge von: R. D. Hirsch, T. Bronisch, S. K. D. Sulz, O. F. X. Almeida, N. Sousa, R. Lindner, M. Peters, S. Forstmeier, M. Mortby, A. Maercker, J. Johannsen und J. Fischer-Johannsen, K. v. Sydow, C. Wachtler, S. Tagay, T. Gunzelmann, E. Brähler.
ISBN 978-3-932096-94-5 | 184 S. | € 49,–

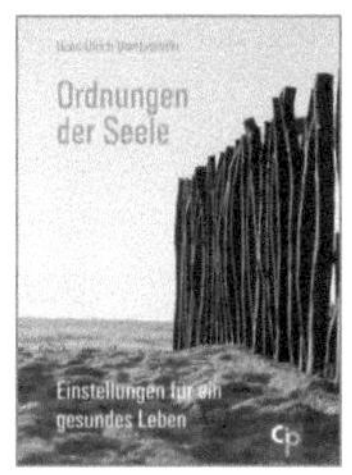

Hans-Ulrich Dombrowski

ORDNUNGEN DER SEELE – Einstellungen für ein gesundes Leben

Probleme im Umgang mit sich und anderen führen dazu, dass das Leben weniger Freude bereitet. Ausgangspunkt ist die Erkenntnis, dass Einstellungen und Verhaltensweisen irgendwann im Leben gelernt werden und deshalb auch wieder verlernt werden können.

ISBN 978-3-932096-79-2 | 158 S. | € 18,–

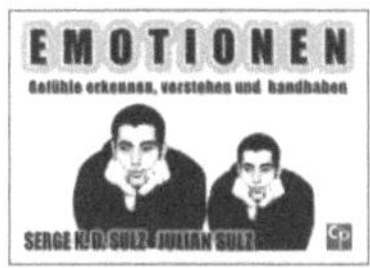

Serge K. D. Sulz, Julian Sulz

EMOTIONEN: GEFÜHLE ERKENNEN, VERSTEHEN UND HANDHABEN

Der Juniorautor arbeitete mit jungen Schauspielern und fotografierte deren Ausdruck von Gefühlen in verschiedenen Situationskontexten. Die Schauspieler waren emotional ganz in der betreffenden Situation und fühlten diese Gefühle wirklich. Mit 43 Farbfotos.

ISBN 978-3-932096-41-9 | 206 S. | € 37,–

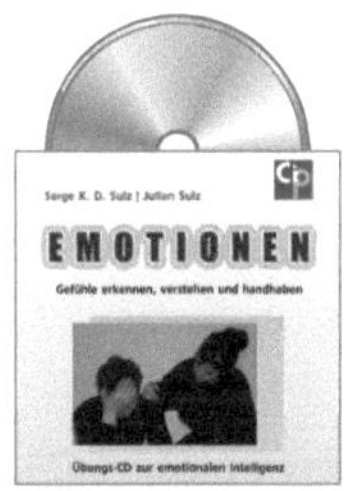

EMOTIONEN – EINE ÜBUNGS-CD ZUR EMOTIONALEN INTELLIGENZ

Gefühle erkennen ist ein wesentlicher Aspekt emotionaler Intelligenz und ermöglicht bessere zwischenmenschliche Beziehungen. Mit Gefühlen umgehen können, ist die Voraussetzung für dauerhaft gute Beziehungen. Beides ist erlernbar. Deutsch, Englisch, Spanisch.

Nur bis Windows 8.0. – nicht ab Windows 8.1

ISBN 978-3-932096-74-7 | € 37,–

James P. McCullough, Jr.

THERAPIEMANUAL: BEHANDLUNG VON DEPRESSIONEN MIT DEM COGNITIVE BEHAVIORAL ANALYSIS SYSTEM OF PSYCHOTHERAPY (CBASP)

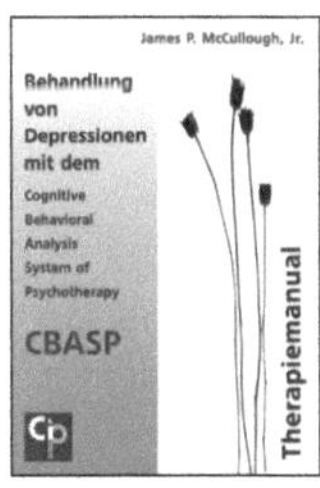

Basierend auf Piagets Entwicklungsforschung konnte gezeigt werden, dass in der Depression die Bewusstseinsprozesse auf dem Niveau einer den Impulsen verhafteten Stufe ablaufen, wodurch die Fähigkeit verloren geht, die Menschen der Umwelt wirkungsvoll zu beeinflussen. Der Ansatz McCulloughs ermöglicht die Entwicklung auf die nächst höhere Stufe, auf der Denken und Handeln zu souveräner Meisterung von Problemen fähig ist.

ISBN 978-3-932096-54-9 | 176 S. | € 48,–

PATIENTENMANUAL: MEIN WEG AUS DER DEPRESSION MIT DEM COGNITIVE BEHAVIORAL ANALYSIS SYSTEM OF PSYCHOTHERAPY (CBASP)

Dieses Buch wurde geschrieben, um Sie auf die Depressionsbehandlung nach der Methode der CBASP Psychotherapie vorzubereiten. Wir wollen, dass diese Therapie ein Erfolgserlebnis für Sie wird. Je mehr Sie darüber wissen, desto positiver wird das Erlebnis für Sie sein.

ISBN 978-3-932096-55-6 | 48 S. | € 14,–

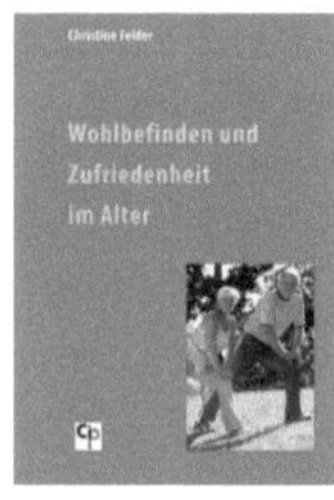

Christine Felder
WOHLBEFINDEN UND ZUFRIEDENHEIT IM ALTER
Mannigfaltige Anregungen, wie man mit den altersbedingten Veränderungen umgehen, sich körperlich, geistig und psychisch fit halten kann. Ziel ist, dass man diese späte Lebensphase mit Gelassenheit bewältigt und sie als erfreulich und sinnvoll erlebt.
ISBN 978-3-86294-024-0 | 128 S. | Broschur | € 18,–

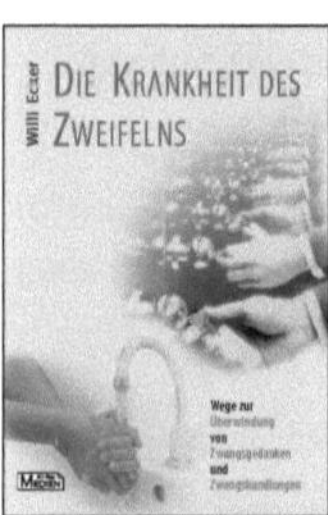

Willi Ecker
DIE KRANKHEIT DES ZWEIFELNS
Wege zur Überwindung von Zwangsgedanken und Zwangshandlungen
Sehr detaillierte Darstellung der Zwangsphänomene und ihrer Behandlungsmöglichkeiten. Aktualisiert, erweitert und überarbeitet.
ISBN 978-3-86294-026-4 | 160 S. | Broschur | € 18,–

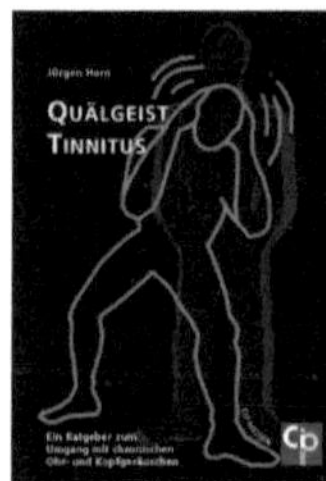

Jürgen Horn
QUÄLGEIST TINNITUS
Grundinformationen rund um das Thema Ohrgeräusche, die den heimsuchenden Störenfried Tinnitus etwas menschlicher erscheinen lassen.
ISBN 978-3-932096-39-6 | 149 S. | € 18,50

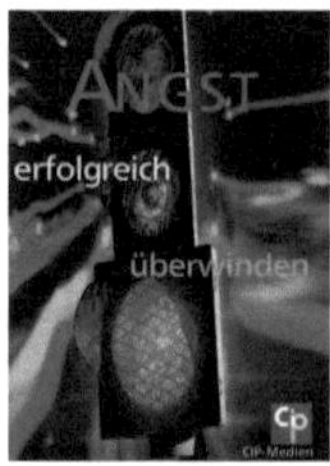

Hans-Ulrich Dombrowski
ANGST ERFOLGREICH ÜBERWINDEN
Effektive Strategien zur Angstbewältigung.
ISBN 978-3-932096-12-9 | 111 S. | € 18,–

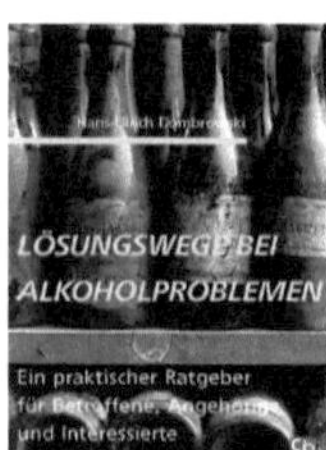

Hans-Ulrich Dombrowski
LÖSUNGSWEGE BEI ALKOHOLPROBLEMEN
Ein Modell, das Alkoholmissbrauch als fehlgeschlagenen Bewältigungsversuch versteht, um mit Problemen erfolgreich umgehen zu können
ISBN 978-3-932096-14-3 | 119 S. | € 18,–

Bestellung: Herold Fulfillment GmbH | p.zerzawetzky@herold-va.de | www.cip-medien.com
Raiffeisenallee 10 | 82041 Oberhaching | Tel. 0 89-61 38 71 24 | Fax 0 89-61 38 71 55 20